재밌어서 밤새 읽는

해부학
이야기

재밌어서 밤새 읽는

해부학
이야기

사카이 다츠오 지음 | 전지혜 옮김 | 박경한 감수

더숲

• 일러두기

1. 이 책에 나오는 해부학용어는 한자로 된 용어를 주로 사용하되, 괄호 안에 한글로 된 새의학
용어를 병기하였습니다.

2. 본문 중 괄호 안에 있는 설명은 역자 주입니다. 감수자 주는 따로 표기했습니다.

머리말

본격적으로 이야기를 시작하기 전에 퀴즈를 하나 내겠다. 신생아기, 열 살 때, 스무 살 때 중에서 뼈가 가장 많을 때는 언제일까?

정답은 바로 신생아기다. 신생아는 뼈가 300개(또는 350개) 정도 되는데, 이 개수에는 잘게 분리된 연골(軟骨, 물렁뼈)도 포함된다. 그래서 신생아는 머리와 몸이 부드럽고, 목도 가눌 수 없다. 그러다가 아기가 성장하면서 분리되어 있던 연골이 점차 뼈로 바뀌면서 합쳐지고, 성인이 되었을 때는 뼈가 총 206개가 된다.

이러한 지식은 책만 읽어봐도 알 수 있지만, 그 내용이 사실인지 직접 눈으로 보고 확인하는 과정이 매우 중요하다. 지금까지 의학 기술이 계속 발전해온 것은 이렇게 선조들이 남긴 기록을 실제로 검증하고, 잘못된 부분을 끊임없이 수정해왔기 때문이다. 이때 내용을 검증하는 수단이 바로 인체 해부다.

인체는 신비로 가득한 작은 우주와 같다. 그런데 이 작은 우주를 여행하려면 길을 찾을 수 있게 도와주는 지도가 반드시 있어야 한다. 아무런 준비도 하지 않고 여행을 떠나면 금방 길을 잃어버릴 수 있기 때문이다. 인체라는 우주를 여행하면서 장기나 조직이라는 목적지에 도달할 수 있도록 길을 가르쳐주고, 그 작용과 성질 등을 알려주는 인체 지도, 그것이 바로 해부학이다.

예를 들어 누군가에게 뇌경색이 일어났다고 가정해보자. 이럴 때는 허벅지 위쪽에 있는 동맥에 카테터(catheter, 각종 기관에서 막혀 있는 내용물을 배출하거나 체내에 약물을 주입하는 데 쓰이는 관 모양의 기구)를 넣어서 뇌까지 도달하게 한 후 막힌 혈관을 뚫어 치료한다. 만약에 이 카테터를 넣을 혈관을 잘못 선택하면 카테터가 목적지인 뇌가 아니라 심장이나 다른 장기로 들어가게 될 수도 있다.

이런 실수를 범하지 않으려면 몸의 내부를 잘 관찰해야만 한다. 의대생들은 인체 해부를 실습함으로써 근육이나 장기의 형태와 위치를 파악하고, 혈관과 신경이 어디를 지나가고 또 어떻게 갈라지는지 이해하게 된다.

해부학은 인체의 형태를 살펴보고 많은 기관의 명칭을 외워야 하므로 '지루하고 재미없다'라는 선입견을 품기 쉽다. 그러나 막상 해부학 실습을 시작하면 학생들의 긴장하면서도 기대에 한껏 부푼 모습을 볼 수 있다. 지금 이 책을 읽는 독자라면 기본적으로 인체에 관심이 있을 테니 한 번쯤은 해부 도감을 본 적이 있으리라 생각한다. 해부 도감에 나오는 인체는 다양한 색상으로 그려놓아서 구조를 구분하기 쉽지만, 실제 인체 내부는 구분하기 매우 어려울 뿐만 아니라 사람마다 조금씩 달라서 책과 일치하지 않을 때도 비일비재하다.

그렇다 보니 인체를 들여다보면 마치 미지의 영역에 발을 내디뎌 보물을 찾는 기분이 들기도 한다. 피부를 절개하고 근육을 벌려서 내장을 찾아내는 작업은 박물학과도 비슷하다. 박물학은 자연 전체를 살펴보면서 그 내부를 자세히 관찰하여 지식을 쌓아나가는 학문이다. 해부학도 박물학처럼 인체를 관찰하여 자연의 신비를 밝히고, 미개척지를 찾아 나설 수 있다는 매력이 있다. 학생들도 그 과정에서 지적인 감동을 느낄 수 있을 것이다.

당장 직접 인체를 해부할 수는 없으니, 조금은 무섭더라도 이 책을 통해 자기 몸속이 어떻게 이루어져 있는지 들여다보는 것은 어떨까? 여러분이 마치 탐험을 떠나듯이 인체를 해부하는 방법과 그 내용을 속속들이 안내해주고자 한다. 분명 인체의 신비뿐만 아니라 생명의 존엄을 실감할 수 있는 귀중한 탐험이 될 것이다. 그러면 인체 지도를 따라서 보물 탐험을 떠나보자!

차례

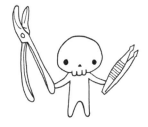

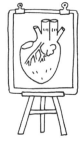
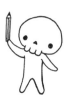

PART 3
해부학으로 바라본 몸의 형태

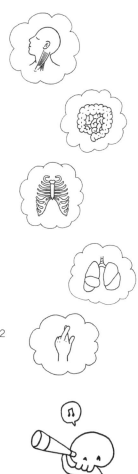

PART 1

재밌어서 밤새 읽는 해부학 이야기

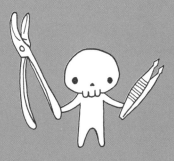

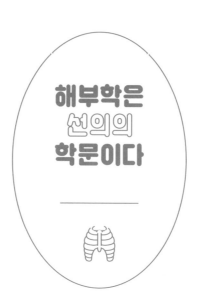

해부학은
선의의
학문이다

 인체 해부의 의미

의대생은 인체를 해부하며 의학을 배운다. 가장 먼저 해부학을 배운 후 생리학, 생화학 그리고 환자와 마주하는 임상의학을 배워나간다. 의학을 배우려면 무엇보다 인체 구조를 잘 알아야 하므로 반드시 해부학 지식을 쌓아야 한다. 그뿐만 아니라 해부를 통해 의사로서의 마음가짐을 바로하는 것 또한 중요하다.

인체를 해부하는 행위는 몇십 년 동안 살아온 어떤 이의 인생과 그 사람의 소중한 몸에 칼을 대는 일이기도 하다. 이런 행위를 함부로 허락해서는 안 되므로 일본에서는 〈사체해부보존법〉(한국은 〈시체해부보존법〉)이라는 법률로 그 자격을 엄격히 제약한다. 따라서 인체를 해부하려면 다음의 네 가지 요건을 충족해야만 한다.

첫째, 의학이나 치의학 교육과 연구에 도움이 되는 '적절한 목적'이 있어야만 한다.

둘째, 해부를 허락받을 수 있는 사람이어야만 한다. 해부하려면 보건소의 허가를 받아야만 하는데, 그런 허락을 받을 수 있는 사람은 대학교 해부학·병리학·법의학 교수와 부교수뿐이다. 따라서 기본적으로 의대생은 해부학 교수나 부교수와 같은 적절한 지도자의 지도를 받으면서 해부 실습을 시행해야만 한다.

셋째, 장소 규정에 따라 대학교의 의학부나 치의학부에 설치된 전용 해부 실습실에서만 시행해야 한다.

넷째, 시신을 다룰 때 고인과 유가족에게 예를 잃지 않도록 적절한 윤리 의식을 함양하고 시행해야 한다.

이 중에서도 네 번째가 가장 기본 항목이 되어야 한다고 생각한다. 시신을 소중히 대하고 예를 차리는 마음은 해부하는 모든 이가 기본으로 함양해야 한다. 이를 갖추면 해부의 목적·취급·장소는 자연스레 정당한 요건을 충족하게 마련이다.

애초에 해부학이라는 학문은 인간의 선의를 바탕으로 성립한다는 사실을 잊어서는 안 된다. 해부하려면 우선 시신이 있어야 하는데, 아무리 의학 발전을 위해서라고 하더라도 자기 시신을 기증하기로 마음먹기는 쉽지 않다. 이는 기증자의 봉사 정신이 없이는 불가능한 일이다. 또한 유가족이 고인의 의사를 존중하여 해부를 허락해준 덕분이기도 하다. 그 마음을 생각한다면 시신을 절대 함부로 다뤄서는 안 된다.

그래서 해부 실습실은 출입도 엄중히 제약한다. 일본 의과대학에서는 해부 실습을 대체로 2학년 때 진행한다(일본의 의대는 6년제다. 한국은 의예과 2년, 의학과 4년으로 이루어진다.-감수자 주). 이미 해부 실습을 경험한 적이 있는 의학부 상급생이나 의학부를 졸업한 의사가 공부하려고 해부를 실습할 때 입실하는 일은 허가되기도 하지만, 아직 해부 실습 경험이 없는 1학년생에게는 입실을 금지한다. 처음으로 해부하게 될 시신과 어떤 절차를 거쳐 대면하는지가 무척 중요한 문제이기 때문이다.

해부에 대해 그 어떤 마음가짐도 갖추지 않았으며, 고인의 의도도 제대로 이해하지 못한 1학년생이 그저 학문적 흥미를 충족하고자 해부실에 입실한다면 해부 실습의 표면적인 모습만 보고 해부를 '별거 아닌 일'로 치부할 수가 있다. 그것은 고인과 유가족에게 엄청난 실례가 될 것이다. 또 해부를 실습하는 학생이 자기 가족을 견학시키는 일도 금지한다. 즉 해부 실습실은 허락된

자만 출입할 수 있는 성지와 다름없다.

해부에는 세 종류가 있다

최근에는 드라마에서 해부하는 장면을 자주 묘사하므로 일반인도 간접적으로 해부하는 모습을 볼 수 있다. 그러나 일반인이 생각하는 해부의 인상과 실제로 이뤄지는 해부에는 상당한 차이가 있다. 일본에서 인체를 해부할 때는 우선 〈사체해부보존법〉에 따라 세 종류로 나눠서 진행한다.

그 첫 번째는 의대에서 교육과 연구를 목적으로 진행하는 '정상해부'다. 인체 구조를 알고자 진행하는 해부로, 대학교 해부학교실에서 의대생과 치대생이 하는 실습의 일환으로 진행하거나 해부학 연구를 목적으로 진행한다. 시신을 장기간 보존하도록 처리한 뒤 몇 개월에 걸쳐서 해부를 진행하므로 유가족이 시신을 돌려받기까지는 약 2~3년이 걸린다.

두 번째는 대학병원과 종합병원 등 큰 병원에서 환자가 사망했을 때 사인을 규명하고자 유가족의 허가를 받아서 진행하는 '병리해부'다. 사망 직후에 대학 병리학 교실과 큰 병원의 부검실에서 해부하며, 흉부나 복부 등 필요한 장기를 적출하여 보존한 뒤 유가족에게 시신을 바로 돌려준다.

세 번째는 사인이 분명하지 않은 시신(이상사체)을 경찰 검시관이 검시하거나 의사가 검안한 뒤 사인을 규명하고자 진행하는 '법의해부'다. 이때는 유가족의 허락을 꼭 받아야 하는 것은 아니며, 해부할지 하지 않을지를 경찰이 판단하여 결정한다(한국은 검사(검찰)에 판단할 권한이 있다.-감수자 주). 그리고 해부해야 한다고 판단했을 때는 즉시 대학 법의학 교실이나 대도시의 감찰의무원(범죄와 관련이 없는 사망자를 부검하는 일본의 전문 기관)에서 해부를 진행하고 필요한 장기를 적출하여 보존한다. 이때 사망 원인이 범죄와 관련이 있는 것으로 의심될 때는 '사법해부'를 진행하고, 범죄와 관련이 없을 때는 '행정해부'를 진행한다. 주로 드라마에서 자주 볼 수 있는 해부 장면은 바로 이 법의해부에 해당한다.

이 세 종류의 해부 가운데 정상해부는 나머지 두 해부와 큰 차이점이 있다. 정상해부는 보존 처리를 확실하게 진행하여 청결하고 안전하지만, 병리해부나 법의해부는 시신에 보존 처리를 진행하지 않는다. 즉 원래 시신의 상태에서 해부를 진행하는 것이다.

인간의 몸은 다양한 병원체가 잠복해 있다가 감염을 일으킬 위험성이 있으므로, 사망한 지 얼마 되지 않은 시신이라고 해도 청결하다고 볼 수는 없다. 따라서 보존 처리를 따로 하지 않은 시신을 해부하는 작업자는 방호구와 마스크, 장갑 등으로 감염

보호 대책을 충분히 세운 뒤에 신중히 해부를 진행해야 한다.

또 장기와 조직은 사망하자마자 바로 부패하므로 시신을 보존하도록 처리하지 않으면 냄새도 무척 지독하다. 따라서 병리해부를 진행하는 부검실에는 시신의 배를 갈라서 내장을 노출하자마자 악취가 진동하기 시작한다. 이 냄새가 이른바 송장 썩는 냄새로 옷이나 머리카락 등에 배어서 그냥 씻어내는 정도로는 좀처럼 사라지지 않는다.

게다가 법의해부에서는 사망한 지 며칠이 지난 시신을 해부하기도 하는데, 칼도 대기 전에 이미 시신 자체에서 격렬한 악취가 뿜어져 나올 때도 있다. 사인을 규명하려면 이런 가혹한 환경에서 해부를 진행해야만 한다.

이처럼 인체 해부는 그 종류에 따라 작업 상황이 달라진다.

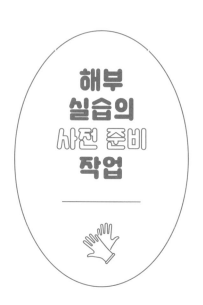

 포르말린을 주입해서 부패 방지하기

일반적으로 해부에 사용하는 시신은 장기와 조직이 부패하지 않도록 해부학 교실의 교직원이 사전에 보존 처치를 해둔다. 가장 먼저 허벅지 피부 바로 아래쪽을 지나가는 대퇴동맥(大腿動脈, 넙다리동맥) 또는 엄지손가락 아래쪽 손목에 있는 요골동맥(橈骨動脈, 노동맥)에 10퍼센트의 포르말린 용액 약 6리터를 몇 시간에 걸쳐서 주입하고, 용액이 잘 침투하도록 하루나 이틀가량 기다린다.

포르말린은 방부제로 쓰이는 폼알데히드를 40퍼센트 이하 농도로 첨가한 수용액이다. 의학이나 생물학 등에서 고정액(조직이나 세포가 살아 있을 때와 비슷한 형태로 고정하는 데 쓰이는 시약)으로 폭넓게 사용하지만, 인체에는 매우 해로운 물질이다. 포르말린에서 나오는 폼알데히드 증기는 자극적인 냄새가 풍긴다. 건축자재 등에 쓰이는 일부 접착제에 첨가된 포르말린이 새집증후군의 원인이 되기도 한다.

시신에 포르말린 용액을 주입한 상태에서 해부를 진행하면 학생과 교수에게 해로울 수 있으므로, 알코올을 넣어 포르말린을 줄이는 과정을 거쳐야 한다. 몇 주에 걸쳐서 충분히 알코올 용액이 침투하게 하면 수분과 포르말린이 체외로 빠져나오면서 시신 속에 있던 포르말린이 대부분 제거된다.

옛날에는 해부대에 액체를 담을 수 있는 수조를 장착해서 해부 중인 시신도 액체 알코올을 담은 수조 속에 담가두었다. 그래서 해부할 때는 시신을 액체 알코올에서 끌어냈다가 해부가 끝나면 다시 수조 속에 넣어 놓는 방법을 사용했다. 하지만 내가 준텐도대학(順天堂大学)에 부임했을 무렵에는 해부대에서 수조가 이미 철거돼서 그 자취를 찾아보기 어려웠으니, 이 방법은 아마 1940~1950년대에 사용했으리라고 추측한다.

현재는 액체 알코올을 담은 수조 대신에 압력과 열을 가해서 알코올이 빠르게 스며들게 하는 신속 처리 장치를 주로 사용한다. 40도로 설정하면 약 3주 만에 알코올이 시신에 침투하게 할 수 있다.

그렇게 처리해도 해부를 실습할 때까지 포르말린이 조금 남아 있기도 하고, 또 알코올 냄새가 심하게 난다. 그래서 해부 실습실에는 공기 조화 설비를 갖춘다. 최근에는 해부실 전체를 환기하지 않고, 해부대 자체에 배기구를 장착해서 공기가 주변으로 퍼지지 않게 한다. 또 시신의 부패를 방지하고자 해부실의 온도를 낮게 설정하고, 한여름에는 냉방을 강하게 한다. 그렇게 하지 않으면 시신에 곰팡이가 생길 수 있기 때문이다.

예전에는 이러한 설비를 제대로 갖추지 못해서 해부 실습에 문제가 생기기도 했다. 당시에는 창을 열고 실습했는데 파리가 꼬여서 시신에 구더기가 생기곤 했다. 특히 내가 맡았던 시신에 눈을 의심케 할 정도로 작은 벌레들이 바글바글했던 적도 있었다. '이게 뭐지?'라는 생각에 걱정하며 바로 교수님을 찾아갔더니, 교수님은 "그건 진드기야."라고 알려주고는 아무 일도 아니라는 듯 바로 자리를 떠났다. 도저히 견딜 수가 없어서 결국 다른 교수님께 말씀드렸더니, 농도가 진한 페놀을 가지고 와서는 진드기에 뿌린 후 "이제 됐지?"라고 하는 교수님의 모습에 아연실색했던 적도 있다. 지금으로선 말도 안 되는 일이지만, 공조 설

비가 갖춰지지 않았을 때는 그런 환경에서 해부 실습을 진행할
수밖에 없었다.

신체 중 가장 잘 부패하는 뇌

시신을 맡게 되었을 때 사실 가장 먼저 하는 일은 보존 처리가
아니라 머리를 깔끔히 미는 것이다. 그래서 학생들이 대면하는
시신은 머리카락이 모두 깔끔히 깎여 있다.

머리를 밀고 나서 포르말린을 주입한 지 하루나 이틀 뒤에 뇌
를 꺼낸다. 뇌는 혈관으로 주입한 포르말린이 잘 침투되지 않으
므로 꺼내서 고정액에 담가두어야 한다. 학생들이 뇌를 직접 해
부하는 일부 대학을 제외하곤 대부분 대학이 뇌를 미리 적출해
두는 편이다.

우선 두피에 칼집을 내서 뒤집으면 두개골과 쉽게 분리할 수
있다. 이때 노출된 두개골 주변을 전기톱으로 잘라서 정수리 쪽
뼈를 떼어내면 뇌가 보인다. 뇌를 감싼 경막(硬膜)을 적당히 잘
라내서 뇌를 들어 올린 뒤, 뇌와 연결된 뇌신경을 절단하고 뇌와
척수의 연결 부분을 잘라내면 뇌를 꺼낼 수 있다. 적출한 뇌는
포르말린 용액에 담가서 고정해둔다.

그리고 제거해두었던 정수리 쪽 두개골을 제자리에 놓고 피

부를 다시 덮어서 실로 봉합하여 원래 상태로 되돌려놓는다. 학생들은 해부 실습을 시작하고 나서 한동안은 뇌가 적출된 사실을 알아채지 못하다가 머리를 해부할 때에 이르러서야 "뇌가 없어요."라거나 "왜 머리에 꿰맨 자국이 있는 거죠?"라며 묻기도 한다.

이렇게 처리한 뒤 시신에 알코올을 넣어준다. 포르말린이 어느 정도 빠지면 '영현 가방'이라 불리는 밀폐할 수 있는 비닐 가방 속에 알코올 용액과 함께 시신을 한 구씩 넣고, 전용 로커에 수납하여 해부 실습 전까지 보관한다. 이때 시신을 구별할 수 있도록 번호와 성별, 나이를 적어놓은 나무 팻말을 손목이나 발목에 달아둔다.

 ## 시신은 사람의 인생을 보여준다

해부 실습을 하는 날이 다가오면 해부 실습실로 시신을 옮긴다. 시신은 알코올에 담가서 보관했기에 한동안 몸속에서 알코올 액체가 흘러나오므로, 해부대 위에 한 구씩 올려놓고 알코올이 다 빠져나오기를 기다린다. 액체가 다 나오고 시신이 어느 정도 마를 때까지 하루나 이틀가량 걸린다.

시신은 통통한 사람, 마른 사람, 근육질인 사람, 수술 흔적이 있는 사람, 사망하기 직전까지 계속 누워서 지냈으리라고 추정할 수 있을 정도로 손발이 가늘거나 관절이 휘고 굵은 사람 등 다양하다. 시신마다 그들의 인생과 사망 당시의 상황을 보여주는 셈이다. 각 시신의 상태를 보고 학생 실습용, 임상의의 해부 연구와 연수용, 해부학 교실의 교수 또는 조교나 대학원생의 연구용으로 분류해나간다.

그리고 해부대에 시신을 안치한 뒤 몸 상태를 정돈한다. 대학교에 따라 방법에 차이는 있겠지만, 우선 머리 전체에 복면을 씌우고 T자 형태의 띠로 음부를 가려준다. 아무리 사망했다고 하더라도 한 명의 인간이므로 알몸으로 학생과 대면하게 한다면 고인에게 실례를 범하는 일이기 때문이다. 또 손발이 건조하면 해부하기 힘들므로 건조해지지 않도록 손에는 장갑, 발에는 양말을 씌워준다. 마지막으로 하얀색 천으로 시신을 감싸고, 투명한 비닐 시트로 다시 한번 감싼 뒤 해부 실습 첫날을 기다린다.

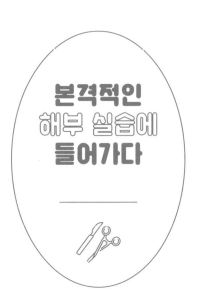

항상 청결을 유지한다

해부 실습을 시작하기 전 각 해부대 주변에 해부에 사용할 도구를 준비해둔다. 여기에는 시신을 해부하는 과정에서 나오는 조각 등을 보관하고 정리하는 데 쓰이는 스테인리스 용기와 쟁반, 해부대를 청소할 때 쓰이는 스펀지와 천 등이 있다. 실제 해부에 사용할 메스, 핀셋, 가위 등은 학생이 직접 가져오지만, 뼈를 자르는 톱이나 끌, 갈비뼈용 가위 등 특수한 도구는 학교에서 담당 교수와 조교가 준비한다.

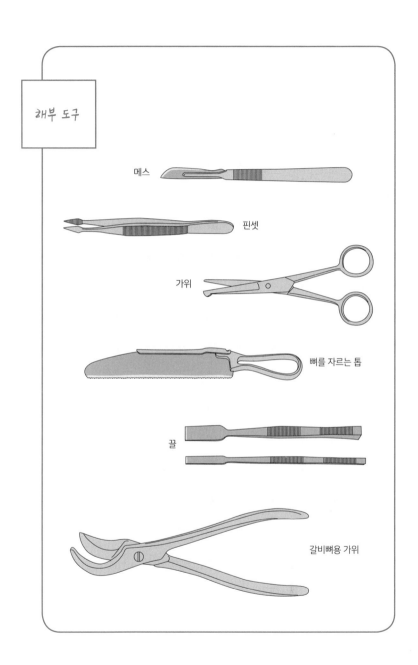

메스

핀셋

가위

뼈를 자르는 톱

끌

갈비뼈용 가위

해부 실습실은 외부인의 출입을 철저히 금지하는 성지와 같은 장소이므로, 해부가 끝난 뒤에는 학생들이 직접 정리와 청소도 해야만 한다. 해부하다 보면 신체 조각이 해부대 위에 어질러지기 마련이다. 그것을 남김없이 모두 스테인리스 용기에 넣고, 마지막으로 지저분해진 해부대와 주변도 청소해준다. 또 실습실의 공용 부분은 당번 팀이 맡아서 치운다. 시신을 감싼 플란넬 천은 실습을 진행할수록 더러워지므로, 실습실에 구비된 세탁기로 세탁하여 항상 청결한 상태를 유지해야 한다.

정리와 청소는 매우 중요한 단계다. 해부대가 지저분해지거나 그 주변이 난잡해지면 실습 의욕도 떨어진다. 그러므로 마지막까지 긴장감을 느끼며 기분 좋게 해부 실습을 계속하려면 학생 스스로 정리하고 청소해야만 한다.

또 청결을 유지하는 일은 무엇보다 시신에 지켜야 하는 최소한의 예의이기도 하다. 그렇게 시신을 흐트러트린 사람은 바로 학생 자신이기 때문이다. 한번 흐트러진 시신은 원래대로 되돌릴 수 없다. 해부하려고, 눈앞의 있는 사람의 몸속을 들여다보려고 그들의 소중한 몸을 파헤치는 되돌릴 수 없는 일을 한 것이다. 학생들은 그 사실을 절대 잊어서는 안 된다.

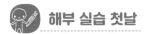# 해부 실습 첫날

해부 실습 첫날은 매우 중요한 날이다. 오전에 해부 실습의 서론을 강의하고, 오후부터 인체 해부의 의의와 마음가짐을 설명해준다. 인체 해부를 체험하면 인간의 신체 구조를 객관적으로 볼 수 있다. 해부를 실습할 때 간호학과의 학생들이 견학하고자 해부 실습실을 방문한다. 당연한 이야기지만 간호사도 인체 구조를 이해해야 하기 때문이다. 실제로 해부를 하기 전 학생들 사이에서 자주 오가는 이야기가 있다. 심장이 전신으로 혈액을 보내는 펌프와 같은 존재라는 사실은 누구나 알지만, 정말 그 사실을 확실히 이해했었느냐는 것이다.

뇌사는 의학적으로 인간의 죽음을 의미한다. 하지만 사람들은 대체로 가족이 뇌사 상태에 빠지더라도 심장이 뛰고 체온이 느껴지면 죽었다는 현실을 받아들이지 못한다. 이는 심장이 전신으로 혈액을 보내는 역할만 할 뿐이라는 사실을 받아들이지 못해서일 것이다. 즉 인간의 몸을 객관적으로 보지 않는다는 뜻이다.

그러나 해부를 실습할 때 심장을 적출해보면 심장은 그저 혈액을 보내는 근육 주머니일 뿐이라는 사실을 실감할 수 있다. 이처럼 해당 장기의 존재를 직접 확인하지 않으면 심장의 움직임이 그저 혈액을 보내는 기능만 할 뿐이라는 사실을 받아들이지 못한다. 따라서 해부를 실습함으로써 인체를 객관적으로 보는 눈을 길러나가게 된다.

의료인이 되려면 관절의 움직임 하나도 관절의 구조와 근육의 동작을 살펴 어떤 힘으로 움직이는지 직접 확인해야만 한다. 학생들에게 이런 내용을 알려주고 나서 오후부터 본격적인 해부 실습에 들어간다(이 과정은 의학대학마다 사정에 따라 조금씩 다를 수도 있다-감수자 주).

실습에 들어가면 학생 전원이 하얀 실습복을 착용하고, 네 명이 한 팀이 되어 시신 한 구를 담당하게 된다. 두 사람씩 나눠서 시신의 왼쪽과 오른쪽을 맡는다. 총 약 40회, 매회 오후 세 시간 동안 3개월에 걸쳐 실습해나간다.

해부대에는 앞으로 자기가 담당할 시신이 누워 있다. 비닐과 천을 걷어내면 몇십 년의 인생을 살아온 고인의 모습이 눈에 들어온다. 실습을 시작하기 전에 신체를 기증해준 고인의 명복을 비는 묵념을 올린 다음에 본격적인 해부에 들어간다.

해부의 진행 방법은 대학마다 다르지만, 일본에서는 대체로 목이나 팔부터 시작해서 가슴·배·다리·골반·머리 순으로 진행한다. 이 순서대로 해야 쉽게 해부할 수 있기 때문이다.

하지만 과거에는 이 순서대로 진행하지 않았다. 예전에 유럽에서는 배, 가슴, 머리 그리고 손발 순으로 진행했다. 그때는 보존 기술이 발달하지 않아서 일찍 부패하는 신체 부위부터 해부해나갔기 때문이다.

그런데 가슴과 배를 해부하려면 그 표면에 있는 근육을 벌려줘야만 한다. 그중에서도 대흉근(大胸筋, 큰가슴근)이라는 근육은 팔의 뿌리 부분과 연결되어 있고, 또 손으로 이어지는 혈관과 신경은 목과 연결되어 있어서, 먼저 목부터 해부를 시작해서 혈관과 신경을 따라 팔로 해부 순서를 옮겨가야 한다. 팔이 끝나면 가슴과 배를 해부한 뒤에 발, 골반, 마지막으로 가장 다루기 까다로운 머리 순으로 해부를 진행한다.

그래서 가장 먼저 목부터 해부를 진행하는데, 실습이 시작되어도 학생들은 좀처럼 시신에 메스를 대지 못한다. 그러다가 교수나 조교들이 재촉하면 몇 번이고 마음을 가다듬은 다음에야 겨우 손에 쥔 메스에 힘을 싣는다.

그러면 신기하게도 막상 해부를 시작하면 인체의 내부 세계에 푹 빠져들게 된다. 그 안에는 혈관과 신경, 근육, 장기 등 인체를 구성하는 요소로 이루어진 인체 구조의 세계가 펼쳐진다. 인체의 훌륭한 만듦새에 눈길을 빼앗겨 사람의 몸을 만진다는 의식이 점점 흐릿해지고, 해부의 대상이 과학의 대상으로 변모하게 된다. 그러나 그와 더불어 학생들은 자신들이 해부하는 존재가 첫날 그들이 만났던 한 명의 인간이라는 사실도 충분히 인지하므로, 인간과 인체를 동시에 볼 수 있게 된다. 의대생은 인체 해부를 통해서 인간의 몸은 모두 개성적이고 소중한 존재이며, 그와 동시에 보편적으로 과학의 대상이 될 수 있다는 두 가지 의식을 한꺼번에 얻을 수 있다.

이 실습을 반복하면 인체를 냉정하고 세세하게 살펴보고 객관적으로 분석하는 능력을 기를 수 있어서 진단과 치료에 필요한 기술을 쌓을 수 있다.

🐙 살아있는 경험 쌓기

여러분이 이 책을 읽는 이유는 인체에 관심이 있기 때문일 것이다. 그러니 인체 구조도 해부 도감 등을 보고 이미 어느 정도는 알고 있으리라 생각한다.

의대생도 마찬가지로 전문 서적을 통해 지식을 쌓기는 하지만, 해부 실습을 거치면서 실제 인간의 몸은 사람마다 다르다는 사실을 통감하게 된다. 인체를 해부할 때는 가장 먼저 피부를 벗겨내는 작업부터 시작하는데, 시신마다 피부의 두께와 단단한 정도가 다르다. 그래서 같은 깊이로 메스를 집어넣어도 마른 사람은 메스가 너무 깊숙이 들어가고, 살집이 있고 피부도 단단한 사람은 메스가 충분히 들어가지 않을 때도 있다. 아무런 경험도 인체를 해부할 때는 신체를 덮고 있는 피부를 벗겨내는 작업부터 시작한다.

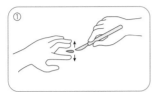

① 우선 피부를 화살표 방향으로 벌리면서 메스로 칼집을 내준다. 표피 아래 진피층까지 잘라내면 절개부가 확 벌어진다.

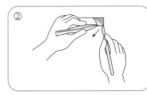

② ①의 절개부와 직각 방향으로 절개해서 피부에 모서리를 만들고, 핀셋으로 집어서 화살표 방향과 같이 모서리를 사선 방향으로 잡아당겨 준다.

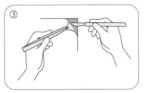

③ 잘린 구석에서부터 피부를 벗기기 시작한다. 핀셋으로 강하게 잡아당기면서 하얗고 단단한 진피 부분까지 벗겨내고 피하조직은 남겨둔다.

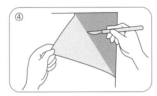

④ 칼자국을 길게 내면서 피부를 벗겨나간다. 피부 조각을 핀셋 또는 손으로 사선 방향으로 당기면서 칼끝은 진피 뒷면을 가볍게 문지르는 기분으로 벗긴다.

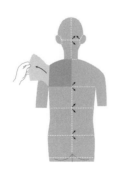
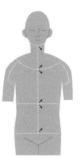

없이 실습서만 읽고 피부를 벗겨내면, 어느 정도의 감각으로 해야 하는지 제대로 알지 못하므로, 힘 조절에 실패해서 피부를 깔끔하게 잘라내지 못한다.

가장 먼저 몸 앞면부터 벗겨나간다. 이때 피부를 벗겨내면서 어느 정도 감을 잡았다고 생각하게 된다. 그러나 등 쪽 피부를 벗겨내려고 하면 생각한 대로 깔끔히 벗겨내지 못한다. 왜냐하면 등은 가슴이나 배의 피부보다 두꺼워서 힘 조절을 달리해야 하기 때문이다. 이때 다시 감을 잃기 시작한다. 이어서 손으로 이동해서 피부를 벗겨내야 하는데, 손의 피부는 등보다 얇아서 등 쪽 피부를 벗겨내면서 익혔던 감을 다시 잃게 된다.

마지막으로 후두부의 피부는 매우 단단해서 학생들이 아주 힘겹게 벗겨내는 모습을 종종 볼 수 있다. 그러나 머리는 섬세한 영역이므로 이전 단계와 똑같은 힘으로 피부를 벗겨내려 하면 조직이 파괴될 수 있다. 턱뼈를 자르다가 힘 조절에 실패해서 뚝 하고 부러뜨리는 일도 있다.

몇 센티미터 단위의 큰 부분을 작업하다가 몇 밀리미터의 작고 섬세한 신경을 찾아내는 작업을 하게 되면, 앞서 익숙해졌던 감을 또다시 잃게 된다. 이런 작업을 반복하면서 부위에 따라 단단함의 차이를 파악하고 힘을 조절하는 방법을 몸으로 익혀나간다.

또 발을 해부할 때는 근육이 지방으로 변성한 사례를 마주하기도 한다. 이런 상태를 통해 고인이 생전에 누워서 지냈거나 걷지 못했으리라는 점을 추측할 수 있다. 이를 통해 근육은 계속 사용해야만 하며, 관절도 움직이지 않으면 뻣뻣해진다는 사실을 알 수 있다. 동시에 재활 치료의 중요성도 이해하게 된다.

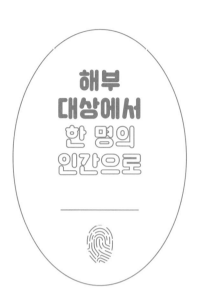

한 명의 인간이라는 사실

해부를 진행하는 동안에는 인체를 구성하는 모든 부위와 싸워나가는 것처럼 느껴진다. 그러나 실습이 후반에 접어들어 머리를 해부하기 시작하면 상황은 돌변한다. 지금까지 해부해왔던 대상이 사실은 한 인간이라는 것을 강렬히 실감하게 된다. 특히 얼굴을 해부할 때 이 사실을 가장 통감하게 된다.

시신의 얼굴은 실습 중에는 계속 복면으로 가려두었다가 머리를 해부할 때 처음으로 벗겨낸다. 그때 돌연 고인의 표정과 대면하게 된다. 이미 해부가 끝난 목 아랫부분을 플란넬 천으로 가리고 얼굴만 보이게 하면, 지금까지 자기가 해부했던 대상이 갑자기 한 인간의 모습으로 바뀐다. 플란넬 천을 걷어서 목 아랫부분과 얼굴을 함께 보게 되면, 마치 봐서는 안 될 것을 본 사람처럼 마음을 진정하지 못한다.

그러나 얼굴 해부 작업에 집중하기 시작하면 서서히 그 마음도 진정되어간다. 피부를 벗겨내면 다시 해부 대상의 인체 세계로 빠져들게 되는 것이다. 이때 고인의 시신이 단순히 해부 대상이 아니라 한 명의 인간이라는 사실을 항상 의식하면서 시행하는 것이 매우 중요하다.

이렇게 3개월의 해부 실습이 끝나갈 무렵이 되면 거의 모든 부위의 해부가 종료된다. 신체 부위 대부분이 스테인리스 용기에 담기고, 내장은 따로 적출되어 플라스틱 양동이에 보관된다. 마지막 날에는 두개골만 해부대 위에 남는데, 이 부위도 산산조각이 났다고 표현할 수 있는 상태가 될 때까지 해부한다.

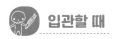 입관할 때

마지막 날에는 실습실을 정리하고 시신을 입관한다. 우선 해부대와 그 주변을 청소하고, 실습에 사용했던 기구를 씻어서 원

래 있던 선반에 되돌려 놓는다.

정리가 끝나면 입관을 시작한다. 관 바닥에 천을 깔고 시신을 감쌌던 플란넬 천을 관 테두리에 두른 후 스테인리스 용기에 담긴 부위부터 시작해서 시신의 모든 부분을 관 속에 돌려놓는다. 팔과 다리, 머리처럼 큰 부분은 원래 몸의 배열대로 넣고 천으로 닦아가면서 작은 파편까지 남김없이 관 속에 넣는다. 이렇게 모두 넣은 뒤에 뚜껑을 덮고 스테인리스 용기를 닦는다. 모든 작업이 끝나면 학생들은 자리에 앉아서 다음 순서를 기다린다.

그리고 교수가 '고(故) ○○○님 관'이라고 적힌 고인의 이름표를 가져와서 관 위에 하나하나 올려놓은 뒤 "고 ○○○님, 감사합니다."라며 고인의 이름을 소리 내어 읽는다. 학생들은 이름표를 관에 붙인다. 3개월의 실습 기간에는 번호로만 구별했던 고인의 이름을 이때서야 처음으로 알게 된다. 자기가 해부했던 대상이 이처럼 이름이 있는 한 명의 인간이었다는 사실을 다시 한번 강렬하게 느끼는 순간이다.

화장하고 나서 대학교와 연이 깊은 절 등지에서 유가족과 함께 공양을 바치고 유골을 돌려주는 '유골 반환식'을 치른다. 유가족에게 해부한 고인의 유골을 돌려주는 이 의식은 학생들이 매우 긴장하는 행사다. 학생 대표가 고하는 감사의 말에는 고인을 앞에 두고 그들이 느꼈던 긴장과 불안 그리고 해부를 통해 배우고 성장한 모든 내용이 담겼다. 그 감사의 말이 유가족에게도 전해져 감동을 주고, 고인의 뜻을 이해하게 하는 장을 마련하기도 한다.

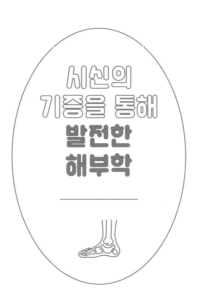

의학의 진보와 시신 기증자

　사다 마사시라는 작가가 쓴 《비산(眉山)》이라는 소설이 있다. 이 소설은 시신 기증을 모티프로 하고 있다. 도쿄에 사는 주인공은 모친이 말기 암이라는 연락을 받고 고향을 찾는다. 주인공은 그때 비로소 모친이 시신 기증을 신청했다는 사실을 알게 된다. 모친이 왜 시신을 기증하려고 하는지 주인공이 딸로서 모친의 인생을 마주하여 그 뜻을 이해하려는 내용을 담고 있다.

　내가 의대생이었던 약 40년 전에는 시신을 기증하는 사람이 적어서, 전국적으로 기증된 시신은 필요한 해부 대상 수의 절반이 채 되지 않았다. 그러나 지금은 시신 기증자가 해부 대상 수의 99퍼센트 이상이 될 정도로 많은 사람이 시신 기증 등록을 신청한다. 이렇게 많은 사람이 신청하게 된 원인 중 하나는 기증을 자주 언론에서 다루고, 소설의 모티프로 사용하면서 대중이 시신 기증을 널리 이해하게 되었다는 것이다.

한때는 장례나 무덤 문제 때문에 가족에게 폐를 끼치고 싶지 않거나 집안 사정이 좋지 않아 장례식에 돈을 들이고 싶지 않을 때나 시신을 기증한다는 인식이 강했다. 그러나 요즘은 '의학 발전에 도움이 되고 싶어서' 기증하는 분이 대다수다.

그 당시 질병이란 불확실한 존재여서 진단할 수 없거나 진단해도 치료할 수 없을 때가 있었다. 특히 암은 치료하기 어려운 대상이었다. 하지만 지금은 검사 기술이 발달하여 어떤 병인지 진단할 수 있게 되었고, 좋은 약을 많이 개발하는 등 치료할 수 있는 질병도 늘어났다. 설령 암이라고 하더라도 조기에 발견하여 치료하면 완치할 수 있게 되었다. 그러면서 병을 치료하여 건강을 되찾는 사람이 비약적으로 늘어났다.

이처럼 현대 의학은 고도의 의료 기술을 제공할 수 있게 되었다. 그 결과 환자들이 의료를 믿고 의지하는 신뢰도가 높아지고 완치되는 사례도 늘어났다. 이렇게 의료로 구원을 받은 사람들이 '자기가 죽거든 의학에 도움을 주고 싶다.'라며 은혜를 갚는 마음으로 시신을 기증하는 일이 늘어났다.

시신 기증은 아무런 조건과 보수가 없이 이뤄진다. 시신 기증을 등록하더라도 기증자에게 금전적 이익은 없을 뿐만 아니라 병원에서 먼저 진료를 받을 특권도 주어지지 않는다. 또한 자기 가족의 몸이 해부된다는 사실은 무엇보다 유가족에게 정신적으로 견디기 힘든 일이다. 그런데도 유가족은 고인의 의사를 존중하여 해부를 허락하는 것이다.

그뿐만 아니라 시신 기증을 신청한 사람들은 몸을 조금이라도 더 좋은 상태로 제공하고자 건강에 신경을 쓰게 된다. 그래서인지 시신 기증 신청자 중에는 의외로 장수하는 분이 많다. 이런 사람들 덕분에 해부학이 성립할 수 있는 것이다.

지역마다 다른 유골 수습 방법

유골은 일반적으로 유가족에게 돌려주지만, 최근에는 무덤을 확보하기 어려워져서 의과대학에 맡기고 싶어 하는 사람이 늘어나는 추세다. 재작년에 일본 전국에 있는 의과대학에서 설문 조사를 벌인 결과 20~30퍼센트의 사람이 의과대학에 유골을 맡긴다는 사실이 밝혀졌다.

절에 대학교 전용 봉안당(화장한 시신의 유골을 모셔두는 곳)이 있기는 하지만, 이 또한 공간에 한계가 있어서 이미 자리가 가득 찬 의과대학이 꽤 있다. 그래서 큰 유골함에서 작은 유골함으로 바꿔서 유골을 안치하거나 오래된 유골은 뿌리기도 한다.

앞서 말한 설문 조사를 시행하면서 유골함의 크기가 지역에 따라 다르다는 점을 알게 되었다. 일본의 중부 지방부터 간토, 도호쿠, 홋카이도 지방은 화장하고 남은 모든 뼈를 거둬서 한 사람 분의 유골을 모두 수습하므로 유골함이 크다. 이와 달리 간사이 지방은 화장한 뒤에도 형태를 유지한 일부 뼈만 수습하므로 유골함이 작다. 따라서 간사이 지방의 의과대학은 봉안당의 공간에 어느 정도 여유가 있다고 한다. 그리고 주고쿠, 시코쿠, 규슈 지방은 위 두 가지 방법이 반반의 비율로 뒤섞여 있다.

간사이 지방에서 봉안할 때 작은 유골함을 사용하는 모습을 보고 의아해했던 적이 있는데, 이 설문 조사 덕분에 그 의문이 풀렸다.

PART 2

해부학은 어떻게 발전했나

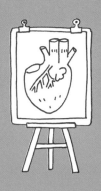
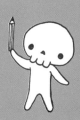

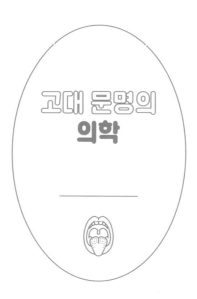

의술은 언제부터 생겨났을까

　병에 걸리거나 상처가 났을 때, 의사는 우리를 진단하여 적절히 치료하고 필요하다면 약도 처방한다. 지금은 이런 절차가 당연한 일이 되었지만, 이런 절차를 세울 수 있었던 것은 선조들이 끊임없이 인체를 탐구한 덕분이다.

　인간은 살면서 끊임없이 다치고 병에 걸린다. 실제로 인도네시아의 자바섬에서 발견한 고대 화석 인류(학명 피테칸트로푸스·에렉투스, 통칭 자바원인)를 분석해본 결과, 결핵이 악화하면서 생기는 고름 덩어리가 남아 있는 것을 찾아냈다. 당시에는 의사도 없고 약도 없었으므로 몸 상태가 안 좋아지면 풀을 먹거나 혀로 상처 부위를 핥았으리라고 추측한다. 이를 통해 오늘날의 인류가 탄생하기 이전인 고대 인류 시대부터 생존하고자 본능적으로 의술을 펼쳤다는 사실을 알 수 있다.

즉 인류가 탄생하여 의학이라는 명칭이 생기기 전부터 의술은 존재한 것이다. 초창기에는 다양한 풀을 먹어보거나 상처 부위에 바르는 행위를 반복하면서 경험과 지식을 쌓았다. 그러면서 어떤 풀을 이용했을 때 어떤 증상에 효과적인지 습득해나갔을 것이다. 그러다가 집단을 형성하여 생활하게 되면서 그중에서 의술 경험치가 가장 많은 장로가 주술사가 되어 존경을 받으며 모든 이의 질병과 상처를 치유하는, 지금으로 따지면 의사이자 약사의 구실을 하게 되었으리라고 추측한다.

이렇듯 의술이 존재하기는 했지만, 자연과 함께 살아가던 당시 인류에게 자연의 힘은 늘 위협적인 존재였다. 그래서 질병도 신과 악마의 소행으로 받아들였다. 그 당시 치료는 그저 신에게 기도하고 주술을 걸어서 질병을 물리치는 행위에 불과했다. 주술사는 병자에게 주문을 외우거나 약초를 달여 마시게 해서 악마를 억압하려 했다. 그렇게 해서 병자가 생명을 잃더라도 그 또한 그 사람의 운명이자 신의 뜻으로 받아들였다.

의학이 발전한 현대에는 상상할 수 없는 이런 원시적인 치료는 형태가 조금씩 바뀌며 세계 각지에서 여전히 계승되고 있다. 예컨대 일본에서는 '소민 쇼라이의 자손(蘇民将来子孫, '역병을 막는 신의 자손'을 뜻한다.)'이라고 쓰인 부적이 여전히 전해진다. 이는 역병을 막아주는, 육각형 또는 팔각형의 나무 기둥 형태인 부적이다. 나라 시대(일본에서 '나라(奈良)'라는 지역이 수도였던 시대(710~794년)를 말한다.) 초기에 편찬된 《빈고국 풍토기(備後国風土記)》에 그 부적을 처음으로 사용하게 된 이야기가 다음과 같이 나온다.

이곳저곳을 떠돌던 한 남자가 쇼라이가의 두 형제가 사는 마을에 다다랐다. 그가 마을에 다다랐을 때는 이미 해가 져서 묵을 곳이 없어 곤란을 겪었다. 그래서 쇼라이가의 형제 중 동생이자 마을에서 가장 유복한 고탄 쇼라이의 집에 가서 하룻밤 머물 수 있는지 물었다. 고탄 쇼라이는 그 남자의 초라한 행색을 보고 그의 부탁을 거절했다.

그래서 그는 쇼라이가의 형제 중 형이자 마을에서 가장 빈곤하게 사는 소민 쇼라이의 집을 찾아갔다. 소민 쇼라이는 그를 반갑게 맞아줄 뿐만 아니라 힘든 처지인데도 식사도 정성스럽게 대접해주었다. 그 남자는 그 마을을 떠났다가 다시 찾아왔을 때 "소민 쇼라이의 자손은 후세에 역병이 돌아도 병에 걸리지 않도

록 '지노와(茅の輪)'라는 띠로 만든 고리를 허리에 차고 있으시
오."라는 말을 남기고 갔다.

그 뒤에 실제로 역병이 돌아 많은 마을 사람이 죽어나갔지만,
소민 쇼라이의 자손은 그 조언 덕분에 역병을 막을 수 있었다는
내용을 담고 있다. 그 전설은 현재에도 6월 30일에 일본 전국의
신사에서 열리는 '나고시노 하라에(夏越しの祓)'라는 행사로 여
전히 이어져 나아간다. 이날 신사에 설치한 커다란 지노와를 통
과하면 건강하게 1년을 보낼 수 있다고 한다.

이처럼 옛 의술은 주술적 요소가 강한 민간신앙과 같은 존재
였다. 그러나 주술적 방법을 써봤는데도 눈앞에 있는 사람이 여
전히 괴로움에 몸부림친다면 어떻게 해서든 그 고통을 덜어주고
싶은 것이 사람의 심리다. 그래서 고통스러워하는 모습을 가만
히 앉아 지켜보며 기도하기보다는 직접 고통을 덜어주려고 인체
에 관심을 두고 자세히 살펴보게 된 것이다. 이러한 관심이 의학
의 발달로 나타났다.

🕱 고대의 외과 수술

문자의 탄생은 역사를 기록하는 데 큰 구실을 했다. 그 덕분에
선조들이 과거에 남긴 기록을 후세 사람들이 검증할 수 있게 된

것이다. 이처럼 문자로 기록된 의료를 살펴보려면 4대 문명 시대의 의료를 빼놓을 수가 없다.

메소포타미아에는 기원전 1100년 무렵에 점토판에다가 설형문자로 적은 의료 기록이 남아 있는데, 이는 가장 오래된 의학 서적으로 알려졌다. 또 그 지역에서 점토로 만든 장기 모형도 발견되었다. 의학 서적에는 승려가 점성술로 주문을 외우고 성난 신에게 용서를 빌어 병자를 홀린 악령을 쫓는 의식을 치른 뒤에 약을 사용하거나 수술했다고 기록되어 있다. 약은 악령을 내쫓을 수 있도록 동물의 똥 등을 사용했다고 한다. 식물, 동물, 광물을 이용한 약에 관한 내용도 기록되어 있다.

《함무라비법전》(약 기원전 18세기)에는 외과의가 수술한 내용을 담은 정보도 기록되어 있다. 의사가 수술하다가 환자가 죽거나 눈을 수술해서 환자의 눈이 멀었을 때는 의사의 손가락을 잘라내도 좋다는 무시무시한 내용이 나온다.

이집트에서는 기원전 15세기로 거슬러 올라가 파피루스 문서에 의료에 관한 기록을 상형문자로 남겼는데, 그때부터 인체 해부도 이루어지고 있었다. 그러나 당시에는 종교와 의료가 일체화되어서 의료인은 의술의 신에게 봉사하는 신관이자 파라오를 전담하는 궁정 의사였다. 질병은 악마의 소행이므로 신관만 치료할 수 있다고 믿었다.

이 문서 속에는 다양한 증상과 치료법이 기재되어 있다. 이를 헤아려보면 800여 가지의 약 처방과 식물, 동물, 광물을 이용한 700여 종에 달하는 약이 나온다. 그 당시에는 병마를 내쫓는 일을 최우선으로 여겨 구토제, 설사약, 관장을 가장 많이 처방했다고 한다. 문서에는 외과, 부인과, 두발 치료에서 궤양이나 종기의 처치 방법까지 폭넓은 내용이 기재되어 있다. 이 치료법은 공적으로 정해진 것이라서 이 방법대로 치료하면 환자가 사망해도 책임을 묻지 않지만, 정해지지 않은 방법으로 치료해서 효과가 없을 때는 사형에 처하는 일도 있었다고 한다. 당시 의사는 그 정도로 신분이 낮았다.

고대 인도의 의료 기록은 약 기원전 1500년부터 전승되어 약 기원전 500년 이전에 편찬된, 인도에서 가장 오래된 종교 문헌인《베다(Veda)》에 남아 있다. 그리고 현존하는 가장 오래된 의학 서적인 중국의《황제내경(黃帝內經)》(한나라 시대의 기록에서 비롯한다)은 약 기원전 2000년 즈음으로 거슬러 올라가야 한다. 삼황오제(고대 중국의 전설로 존재했던 여덟 명의 제왕) 가운데 한 명인 신농(약 기원전 2740년)은 여러 가지 풀을 맛보고 약의 근본을 백성에게 가르쳐주었다.

이렇게 경험으로 의료를 펼쳤던 시대에는 우연히 성공한 경험을 체계화하면서 전통 의학을 발전시켜 나갔다.

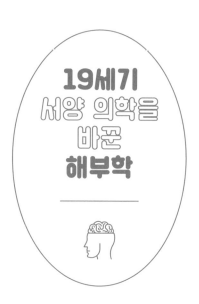

19세기 서양 의학을 바꾼 해부학

 서양 의학과 전통 의학

고대에는 4대 문명과 함께 다양한 의학이 존재했지만, 현재는 서양 의학이 전 세계적으로 주류를 이룬다. 즉 서양 의학이 눈에 띄게 발전하면서 현대 의학을 구축해온 셈이다.

그렇다고 해서 서양 의학이 순조롭게 발전해온 것만은 아니다. 18세기까지는 서양 의학의 의료 수준도 중국 의학이나 인도 의학 등 전통 의학과 큰 차이가 없었다. 의학의 아버지라 불리는 히포크라테스도 예외는 아니었다.

히포크라테스(Hippocrates, 기원전 460~370년 추정)

히포크라테스는 기원전 4세기 고대 그리스에서 활약한 의사로, 그리스뿐만 아니라 이집트까지 발을 뻗어 다양한 의료를 배우러 떠돌아다니며 의사로서 일생을 보냈다. 말년에는 자기가 태어난 고향인 그리스의 코스섬(Kos Island)으로 돌아가 의학을 실천하고 교육하는 데 전념했으며, 그의 자손과 제자 들이 그를 이어 의사로 활약했다.

히포크라테스의 사후에 통합된 《히포크라테스 전집》은 윤리적 내용을 담은 책부터 임상의학과 병리학 서적, 산부인과학과 소아과학 서적, 치료학과 영양학 서적 등 다양한 분야를 다룬 책으로 이뤄졌다.

다만 그 내용은 요양을 통해 자연 치유력을 북돋우는 치료가 주를 이루었다. 이렇게 말하면 좋게 들리겠지만, 간단히 말해 그냥 방치했다는 뜻이다. 치료라고 해도 식이요법, 입욕, 관장, 안마 등이 중심이 되었다. 약은 설사약이나 구토제, 수면제 등이고 외과 치료는 골절이나 탈구 처치, 상처 치료, 붕대 감기 정도였다.

치료법이 소극적이었던 이유는 당시에 질병의 발생 원인이 네 종류의 체액, 즉 혈액·점액·황담즙·흑담즙의 균형 붕괴라고 믿었기 때문이다. 다시 말해 필요 이상의 물질을 체외로 내보내서 네 종류의 체액 균형을 맞춰주면 질병이 낫는다고 믿었다.

따라서 전통 의학의 영역을 벗어나는 일 없이 식물로 만든 약을 이용해서 증상을 억제하거나 경험상 효과가 있었던 물질을 투여하기를 시도하는 선에서 그쳤다. 다만 그전까지 해왔던 것처럼 신에게 기도하거나 주술적인 의술을 펼치는 대신, 분명한 의료 행위를 통해 의학적으로 인체를 관찰하려 했다는 공적이 크다고 볼 수 있다. 그러나 여전히 인체를 해부하지 않은 탓에 질병을 특정 장기와 연결해서 생각하지는 못했다.

이렇게 진전이 없는 상태로 상당히 오랫동안 경험적 의료가 이어졌다. 18세기까지 유리병에 오줌을 넣어 탁한 정도나 색의 농도를 확인하는 방법으로 건강을 진단했을 뿐이다.

현대에도 통하는 의료 기술은 대체로 19세기 이후에 급속히 발달했다. 예를 들면 진료의 기본인 타진(환자의 몸을 두드려서 증상을 진단하는 일)과 청진(환자의 몸에서 나는 소리를 들어서 진단하는 일)도 19세기에 들어선 뒤에야 보급되었다. 외과 수술에 사용하는 마취제도 19세기에 이르러서 개발되었다. 그전까지는 얼마나 빨리 수술을 끝내는지가 외과의의 실력을 판가름하는 기준이었다. 당시에는 무려 5초 만에 수술을 끝낼 정도로 손이 빠르면 명의라는 소리를 들었다고 한다.

또 소독법도 19세기 후반에 개발되었다. 그전에는 소독도 하지 않고 수술을 진행했다는 뜻이다. 당연히 상처가 곪았지만, 당시에는 이 또한 낫는 과정이니 어쩔 수 없다고 생각했다고 한다. 그래서 수술로 말미암은 사망률도 굉장히 높을 수밖에 없었다.

소독법이 보급되기 전 제왕절개수술을 했던 산모의 사망률은 과연 몇 퍼센트였을까? 실제로 거의 100퍼센트에 가까웠다고 한다. 결국 제왕절개수술을 하면 산모는 사망할 수밖에 없었다는 것이다. 그런데도 그대로 두면 산모와 아기 모두 위험할 수 있었기에 아이만이라도 살리고자 제왕절개수술을 진행했다고 한다.

 ## 해부학에서 시작된 의학 혁명

현대 의료는 질병의 원인을 분석하고 이를 제거하여 질병을 치료하려 한다는 데 경험적 의료와 결정적인 차이점이 있다. 질병을 분석하려면 인체의 구조와 기능을 정확히 이해해야만 한다. 그렇지 않으면 질병의 원인을 꿰뚫어 볼 수 없기 때문이다. 이렇게 인체를 바라보는 인식의 전환이 현대 의학으로 나아가는 첫걸음이 되었다. 이 인식의 전환, 즉 자연 현상을 있는 그대로 관찰하고 이해하려는 자세가 유럽 르네상스 시대에 의학뿐만 아니라 자연과학 분야 전체에 움트기 시작했다.

인체를 분석해서 바라보는 의학은 해부학에서 시작되었다. 19세기에 급속도로 의학이 진보했던 이유도 질병의 원인이 규명되고, 진단법과 치료법이 개발되었기 때문이다. 그리고 병원균이 발견되고, 진단 기술이 개발되면서 20세기 이후의 의학 발전 속도는 눈에 띄게 빨라졌다.

이처럼 질병의 원인을 규명할 수 있었던 이유는 고대부터 인체를 해부해왔기 때문이다. 당시 의사들은 해부를 통해 인체의 구조와 체제를 알아내려고 필사적으로 노력했다. 그러나 해부한다고 해서 그 결과를 바로 치료와 결부하지는 못했다. 외과 수술을 해내는 실력은 어느 정도 늘었을지 몰라도 의료 수준은 크게 변화하지 않은 셈이다. 그렇지만 그들은 멈추지 않고 끊임없이 인체를 탐구해나갔다.

해부해봐도 아무런 변화가 없다면 해부 자체가 의미 없는 일이라고 생각할 수도 있다. 하지만 시대가 바뀌어도 인체의 구조는 변하지 않는다. 즉 이는 현재 해결하지 못한 부분을 후세에는 검증할 수 있다는 뜻이다.

경험적 의료에서는 질병의 개념을 잘못 이해하면, 증상을 잘못 분석하게 될 뿐만 아니라 약으로 식물의 엉뚱한 부위를 잘못 사용하게 될 수도 있다. 질병의 원인도 모르는 상태에서 경험을 바탕으로 깨달은 방법만 이용해왔으므로, 그 효험을 확인하려는 시도조차 이루어지지 않은 것이다. 당연히 제대로 된 정보가 축적되지 않았다.

반면 해부학은 인체와 대조해서 질병을 다시 한번 확인하는 방법이다. 나중에 다시 언급하겠지만 갈레노스의 의학 문서에 있는 의학 이론이나 약, 진단법, 증상 등에 관한 내용은 읽어봐도 이해하기가 쉽지 않다. 그러나 해부학 부문만은 현대인인 우리가 읽어도 '이 부분은 제대로 맞췄네!', '이 부분은 틀렸어.'라고 검증할 수 있는 내용이 적혀 있다.

확인하고 검증할 수 있는 사실을 쌓아나가는 과정이 바로 과학이다. 실제로 그리스 문명에서 로마 시대로 넘어가면서 수학과 천문학, 식물학, 동물학 등 후대에 검증할 수 있는 분야가 생겨나기 시작했다. 천문학 분야로 예를 들면 프톨레마이오스가 천동설을 주장했는데, 16세기에 접어들어 코페르니쿠스가 천동설의 잘못된 점을 검증하면서 지동설을 제시했다. 이처럼 정보를 축적하고 이를 검증하여 발전시킬 수 있었던 분야는 발달했지만, 이를 제대로 이행하지 못했던 분야는 그 자리에 머무를 뿐 발전하지 못했다.

그중에서 서양 의학은 해부학을 통해서 검증할 수 있는 정보를 모으고 쌓으며 인체 구조를 끊임없이 탐구해왔다. 그 축적된 정보가 19세기에 의학을 발전시킨 셈이다.

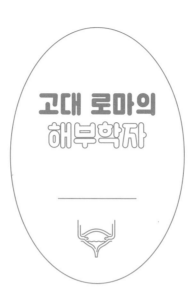

고대 로마의
해부학자

 고대 해부학의 절대적 권위자, 갈레노스

　고대의 해부학을 언급할 때 빼놓을 수 없는 인물은 고대 로마 시대에 활약했던 갈레노스다.

갈레노스(Galenos, 129~216년)

갈레노스는 인체를 해부하지는 않았지만, 원숭이를 비롯한 동물을 해부하며 그 내용을 많은 서적으로 남겼다. 갈레노스는 그후 약 1500년에 걸쳐서 의사들의 군주로 존경을 받았으며, 그의 서적은 절대적 권위를 인정받을 정도였다.

갈레노스의 서적인 《자연의 기능에 관해서(De Facultatibus Naturalibus)》에 묘사된 당시 해부 상황의 일부를 소개해보고자 한다.

우선 요관(尿管, 신장에서 방광까지 오줌을 운반해주는 가는 관) 앞면에 있는 복막(腹膜, 배막)을 절개한 다음 (방광으로 들어가는) 요관을 끈으로 묶어서 막고 붕대를 감은 상태에서 놓아야 한다.(그렇게 하면 소변이 멋대로 나오지 않기 때문이다.) 그다음에 바깥쪽 붕대를 푼다. 방광(膀胱)은 비어 있지만 요관은 꽉 차서 팽창하여 터질 것같이 보이는 모습을 확인한다. 그리고 잡아맸던 요관을 풀어주면 곧바로 방광이 소변으로 순식간에 가득 차는 모습을 확실히 볼 수 있다. (중략)

그리고 다시 한번 소변으로 가득 찬 요관을 절개하면 마치 혈액을 채취할 때의 혈액처럼 소변이 분출하는 모습을 볼 수 있다. 그 다음에 반대쪽 요관도 절개하여 양쪽 요관이 모두 절개된 상태에서 바깥쪽 부분을 붕대로 감았다가 시간이 충분히 지났을 때 붕대를 풀어준다. 그러면 방광은 비어 있지만, 복막 안의 모든 부위가 마치 그 동물에게 부종이 일어난 것처럼 소변으로 가득한 모습을 볼 수 있다.

갈레노스 저, 《자연의 기능에 관해서》

갈레노스가 살아 있는 동물의 비뇨기(泌尿器)를 해부했던 내용을 살펴보았다. 갈레노스는 일시적으로 요관을 묶어서 막은 뒤에 절개하는 절차를 거쳐 방광이 소변을 담아두는 기관이라는 점과 그 소변이 신장에서 나온다는 것을 실험으로 증명해냈다. 이를 통해 갈레노스가 동물을 해부하고 구조를 관찰할 뿐만 아니라 기관의 기능을 밝히려 했다는 사실을 엿볼 수 있다.

그 외에도 동맥과 정맥, 신경, 근육을 정확히 묘사했다. 특히 근육은 손발 구석구석까지 우리도 어떤 근육인지 구분할 수 있을 정도로 잘 묘사했다. 이 정확함이 훗날 의사들에게도 영향을 미쳐 갈레노스는 오랫동안 존경을 받았다.

혈액에 영혼이 깃들었다?

고대 그리스 사람들은 철학적 사상으로 생명력을 다뤘다. 그들은 생명력을 프네우마(pneuma, 정기), 즉 영혼이라는 말로 표현했다. 그리고 '인간에게 네 종류의 액체가 있다.'라는 히포크라테스의 생각을 이어받은 갈레노스가 영혼과 혈액의 관계를 체계

화했다.

현대를 살아가는 우리는 혈액이 체내를 순환한다는 사실을 안다. 그러나 갈레노스는 우리와 똑같은 심장과 혈관을 보고도 전혀 달리 생각했다.

해부를 하다 보면 동맥·정맥·신경을 볼 수 있는데, 갈레노스는 그 안으로 혈액이 흘러 체내를 순환하는 것이 아니라 그것들이 각기 다른 종류의 액체를 운반하는 관이라고 생각했다. 물체가 서로 붙어 있으면 진동이 전달되고 전선이 이어져 있으면 전기가 통하듯이, 체내에도 관이 연결되어 있으면 체액으로 영혼이 전달된다고 믿었다.

갈레노스 설에서는 동맥·정맥·신경을 세 종류의 배관 체제로 받아들였다. 가장 먼저 장에서 흡수한 영양이 간문맥(肝門脈, 소화기에서 나오는 혈액을 간으로 운반하는 정맥)을 통해서 간으로 들어가고, 간에서 영양이 풍부한 정맥혈이 되어 정맥에서 전신으로 분배된다고 생각했다.

이어서 심장 오른쪽으로 들어온 혈액의 일부가 심장의 벽을 빠져나와서 왼쪽으로 흐르고, 외부에서 흡수한 영혼이 폐에서 심장 왼쪽으로 들어가서, 영혼이 풍부한 동맥혈이 된다는 것이다. 그 영혼을 운반하는 동맥혈을 통해 전신으로 영혼이 퍼져나간다고 믿었다.

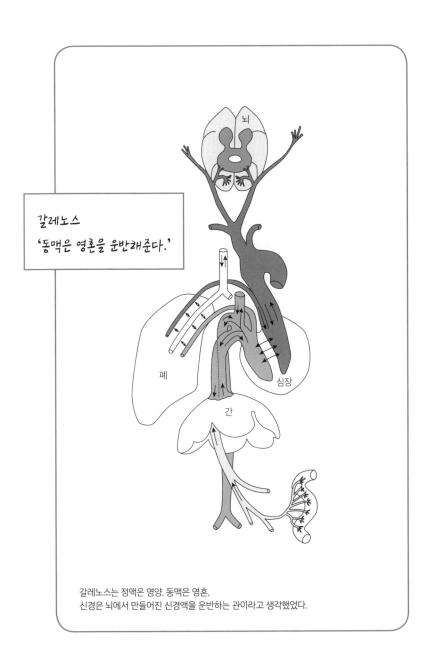

갈레노스
'동맥은 영혼을 운반해준다.'

갈레노스는 정맥은 영양, 동맥은 영혼,
신경은 뇌에서 만들어진 신경액을 운반하는 관이라고 생각했었다.

그런데 갈레노스는 왜 동맥혈에 영혼이 깃들어 있다고 생각했을까? 그 이유는 동맥을 만져보면 맥박이 두근두근 뛰는데, 이를 영혼이 깃든 증거라고 생각했기 때문이다.

그리고 동맥혈의 일부가 뇌의 아랫부분과 연결되어 있고, 이 뇌의 아랫부분에서 코로 들어온 외부 영혼이 지적인 작용을 하는 신경액이 나온다고 믿었다. 그리고 그 신경액이 뇌 내부의 빈 곳에 머물며 뇌의 작용을 준비하는 동시에 말초신경을 통해 전신으로 전달되어, 자유자재로 움직이거나 감각을 느낀다고 생각했다.

갈레노스가 생각한 인체 체제는 전반적으로 해부학적 소견을 도입하여, 무심코 믿어버릴 만큼 훌륭한 체제라 할 수 있다. 이 가설은 훌륭한 체제와 갈레노스의 명성이 맞물려 앞으로 소개할 하비의 혈액순환설이 등장할 때까지 흔들림 없이 계속 군림하며 권위를 누렸다. 심지어 근대 의학을 창시했던 베살리우스도 이 갈레노스 설을 믿었다고 한다.

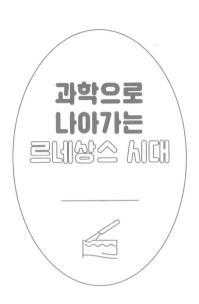

해부학 역사의 대작 《파브리카》

2세기의 의사였던 갈레노스가 등장한 이후 동물뿐만 아니라 인체도 해부하게 되었다. 이는 선조들의 권위 있는 학설을 확인하고 그 내용을 공부하려는 것이었다. 갈레노스의 학설은 16세기에 베살리우스가 등장하기 전까지 꽤 오랫동안 권위를 유지했다.

당시 해부는 일반적으로 분업으로 이루어졌다. 메스로 직접 시신을 절개하는 집도자와 그 옆에서 막대기를 들고 가리키는 지

베살리우스(Andreas Vesalius, 1514~1564년)

시자 그리고 서적을 낭독하는 해부학자, 이렇게 세 명이 진행해 나갔다. 그중에서 집도자와 지시자는 해부학자로 인정하지 않았다. 해부학자는 직접 손을 써야 하는 일은 다른 사람에게 맡기고 높은 곳에 있는 의자에 편히 앉아서 '배 속에는 이런 장기가 있다.'라며 잘난 체하듯이 갈레노스가 쓴 서적을 낭독할 뿐이었다.

그러나 실제로 몸속을 살펴보면 당연히 서적에 쓰인 내용과 다를 때도 있다. 왜냐하면 갈레노스는 원숭이를 해부했을 뿐 인체를 해부한 적은 없기 때문이다. 예를 들면 갈레노스는 흉골(胸骨, 복장뼈)이 일곱 개로 나뉜다고 기재했지만, 이는 원숭이에 해당하는 내용일 뿐 실제 인간의 흉골은 세 개로 나뉜다.

그렇다면 르네상스 시대의 해부학자들은 이 모순에 어떻게 대처했을까? 그들은 당연하다는 듯이 책 내용은 옳고 인간의 몸이 잘못되었다고 생각했다. 왜냐하면 애초에 해부 대상자는 범죄자이거나 신분이 낮은 사람이고, 갈레노스가 살았던 로마 시대에 해부 대상자의 대부분을 차지했을 노예는 주로 갤리선(로마 시대부터 중세에 걸쳐 지중해를 항해했던 돛과 노가 있는 배)에서 노를 저었기 때문이다. 따라서 그 노예들은 노를 젓느라 가슴이 발달하여 뼈도 일곱 개로 나뉘었고, 현대인인 자신들은 퇴화하여 세 개가 되었다고 멋대로 해석했다.

갈레노스는 매우 정확하게 해부했을 뿐만 아니라 책에도 원숭이를 해부한 내용이라고 명확히 기재해두었다. 그런데도 르네상스 사람들은 갈레노스를 너무 존경한 나머지 인체에 관한 내용을 서술해놓았다고 멋대로 착각했다. 또한 인체도 탐구해야 할 대상이라는 인식이 결여되어서 직접 인체를 해부하며 얻은 정보를 반영하여 바로잡지 않은 채 계속 잘못된 지식을 계승했다.

이와 달리 베살리우스는 서적이 아니라 인체 속에 진실이 있다고 경종을 울리며, 스스로 해부하고 해설하면서 갈레노스가 틀린 부분을 수정해나갔다. 그리고 1543년에 역사적인 대작이라 불리는 해부 서적 《파브리카(Fabrica)》를 출판했다. 이 책에 실린 예술적으로 정확히 묘사한 해부도는 지금도 통용될 정도이니 당시 사람들에게는 적지 않은 충격을 줬을 것이다. 이는 해부학을 최첨단 과학으로 끌어올리는 계기가 되었다.

베살리우스의 해부학은 진보적인 사람들에게는 열렬한 환영을 받았지만, 갈레노스를 숭배하는 보수적인 해부학자들에게는 극심한 공격을 받았다. 코페르니쿠스가 지동설을 주장했던 것도 이와 같은 시기였다.

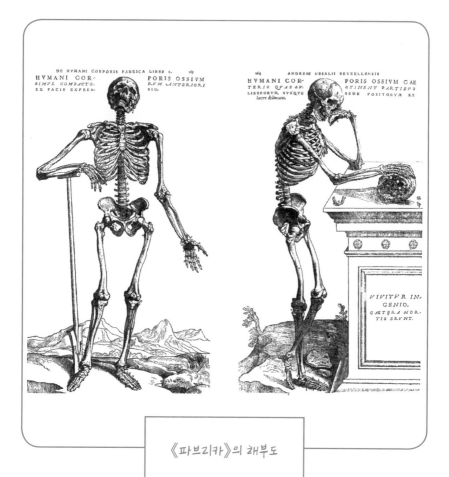

《파브리카》의 해부도

의학의 역사를 살펴보면 개인에게 초점을 맞춰, 업적을 쌓은 의학 영웅의 이야기가 많다. 그래서 갈레노스는 의학의 권위를 실추시킨 악인으로, 베살리우스는 정의의 사도로 취급하기도 했다. 그러나 갈레노스가 있었기에 베살리우스의 의학이 있을 수 있었으므로, 해부학의 조상을 꼽는다면 당연히 갈레노스와 베살리우스를 함께 언급해야 할 것이다.

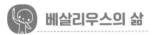 ## 베살리우스의 삶

베살리우스의 가문은 대대로 신성로마제국 황제의 궁정 의사를 맡아왔다. 그러나 베살리우스의 아버지는 정실이 낳은 아이가 아니어서 궁정 의사의 자리를 잇지 못하고 궁정 약제사가 되었다. 그래서 그는 아들이었던 베살리우스가 의사가 되어 궁정 의사의 자리에 오르기를 평생 소원했다.

베살리우스는 그 소원을 이루고자 유년기부터 교육을 받았고, 열아홉 살이 되자 파리대학교에서 의학을 배웠다. 베살리우스는 해부 실습을 하고 싶었지만, 그 기회는 좀처럼 찾아오지 않았다. 그뿐만 아니라 강의 내용은 보수적이고 지루했다. 그래서 베살리우스는 가끔 인체를 해부할 기회가 생기면 직접 집도하여 실력을 닦았다. 당시 사람의 뼈는 표본도 없었을 때라 동료들과 묘지에 숨어들어 사람의 뼈를 빼내 와서 관찰한 적도 있었다.

그 후 베살리우스는 해부학과 의학을 심도 있게 공부해서 학위를 따기 위해 이탈리아의 파도바를 향해 떠났다. 파도바대학교에서 우수한 성적으로 학위를 취득하고, 스물세 살의 젊은 나이에 해부학 교수로 임명되며, 해부하기 편한 환경을 꾸려 연구에 몰두했다. 그 성과를 정리한 책이 바로《파브리카》다. 베살리우스는 대학교를 관두고 아버지가 그렇게 염원했던 합스부르크가의 황제인 카를 5세의 궁정 의사가 되어 브뤼셀에 살게 되었다.

《파브리카》의 성공을 질투하는 이도 있었다. 파리대학교의 은사에서 파도바대학교의 동료까지 베살리우스의 행동이 갈레노스를 폄하하는 일이라며 그를 비난하기 시작했다. 비난이 이어지던 가운데 카를 5세가 사망했다. 카를 5세의 아들인 펠리페 2세가 대를 이으면서 베살리우스는 마드리드로 거처를 옮겨 계속 궁정 의사직을 이어나갔다.

그러나 베살리우스는 점점 학문의 길로 돌아가고 싶다는 마음이 강해졌다. 때마침 옛 보금자리였던 파도바대학교에서 교수 자리가 비면서 파도바로 돌아가기로 했다. 그런데 베살리우스가 부인과 딸을 데리고 에스파냐를 떠나 파도바로 가는 도중에 부부 싸움이 시작되었다. 화가 난 부인은 딸을 데리고 브뤼셀의 집으로 돌아가고, 베살리우스만 파도바에 가서 대학교로부터 교수 자리를 주겠다는 확약을 받았다. 아직 새 학기까지는 시간이 있던 터라 예루살렘으로 순례를 떠났던 베살리우스는 돌아오는 길에 폭풍을 만나 배가 난파되면서 목숨을 잃게 되었다.

공교롭게도 부부 싸움 덕분에 살아난 아내는 딸과 브뤼셀의 집에 돌아오자마자 베살리우스의 유산을 상속하고, 남편이 왕가에 얼마나 공헌했는지 펠리페 2세에게 호소하여 고액의 연금까지 손에 넣고 유유자적한 삶을 살았다. 베살리우스의 부인은 그 이후 재혼했고, 딸도 결혼해서 행복하게 살았다고 한다.

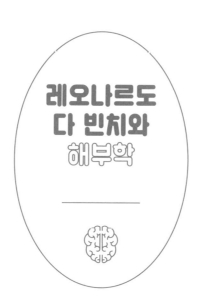

뇌 속에 있는 '표주박' 세 개

인체 해부는 의학뿐만 아니라 예술 분야에서도 중요한 요소다. 사실적으로 묘사하려면 인체 구조를 잘 알아야 하므로 많은 예술가가 인체를 해부했다.

르네상스를 대표하는 위대한 예술가로 단 한 사람을 꼽으라고 하면 단연 레오나르도 다 빈치가 가장 많이 꼽힐 것이다. 레오나르도가 남긴 자료를 살펴보면 그가 의학과 생리학 분야에도 조예가 깊었을 뿐만 아니라 해부를 시행했다는 사실을 알 수 있다.

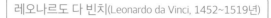
레오나르도 다 빈치(Leonardo da Vinci, 1452~1519년)

그는 자필 원고나 도감 등을 다수 남겼는데, 이를 '수기 노트'라 불렀다. 후대의 연구자들은 이를 크게 아홉 종류로 분류했다. 그중 하나인 '해부학 노트'가 현재 영국의 윈저성왕실도서관에 소장되어 있다. 그 해부학 노트의 일부는 종종 열리는 전시회에서 공개될 때도 있어서 실물을 직접 볼 수도 있다. 또 도록 등으로 출판된 책에서도 볼 수 있다. 해부학 노트는 전기, 중기, 후기로 나뉜다.

전기에는 표면적인 관찰만 했을 뿐 인체는 거의 해부하지 않았다. 이 시기에 다 빈치가 남겼던 글에는 뇌실(腦室)에 표주박처럼 생긴 세 개의 모형이 그려져 있다. 뇌 속 공간을 뇌실이라고 하는데, 당시는 갈레노스 설을 따랐으므로 그 통설에 따라 표주박으로 뇌실의 모양을 묘사했다고 한다.

즉 뇌는 뇌가 직접 작용하는 것이 아니라 뇌 속에 들어 있는 신경액을 통해 기능한다고 생각했다. 연달아 늘어선 세 개의 표주박 중 앞쪽 뇌실이 시각·청각·후각이라는 감각을 담당하고, 가운데 뇌실이 사고와 판단을 담당하며, 뒤쪽 뇌실이 기억을 담당한다고 믿었다. 레오나르도의 뛰어난 묘사력과 박력 있는 그림체 덕분에 그 그림을 본 사람들은 모두 사실이라고 여겼다고 한다. 그러나 이는 사실과 전혀 다른 부분이 상당히 많다.

중기에 접어들면서 레오나르도가 일단 인체를 해부하긴 했지만, 이때도 제대로 관찰한 것은 아니었다. 실제 폐의 기관지 형태는 좌우가 다르다. 그러나 레오나르도는 해부학 노트에 폐의 기관지가 완벽한 좌우대칭을 이루며 기하학적으로 두 갈래씩 나뉘는 것으로 묘사해놓았다. 이를 통해 그가 기관지 형태를 제대로 관찰하지 않고 그렸음을 분명히 알 수 있다.

그중에도 특히 여성의 내장을 묘사한 해부도가 유명하다. 이 그림을 자세히 살펴보면 자궁 양쪽에 뿔이 나 있을 뿐만 아니라 도무지 알 수 없는 혈관을 묘사한 부위도 있다. 레오나르도는 기능을 의식하면서 해부했을 뿐 실제 모습을 제대로 관찰하지는 않은 것이다.

그런데 후기에 접어들면 실제 모습을 제대로 관찰하여 정확히 묘사하기 시작했다. 예를 들면 근육의 형태가 놀라울 정도로 정확할 뿐만 아니라 근육의 처음(기시)과 끝(정지)(해부학에서는 근육의 양쪽 끝부분을 '기시(起始, 이는 곳)'와 '정지(停止, 닿는곳)'라고 한다. 몸의 중심과 가까이 있으며 움직임이 적은 쪽을 기시, 중심에서 멀리 있으며 움직임이 많은 쪽을 정지라고 한다)을 줄로 연결하여, 근육은 근육과 근육 사이를 잇고 잡아당기는 존재라는 기능을 확실히 예측하여 그림을 그렸다. 심장 그림도 매우 사실적이다.

레오나르도는 그림을 자세히 그렸을 뿐만 아니라 원근감을 살

레오나르도 다 빈치가 묘사한 심장

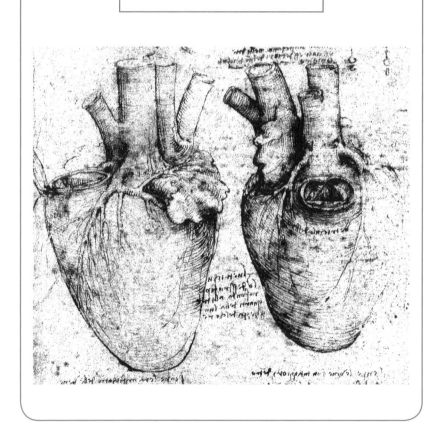

려서 입체적으로 인체 구조를 묘사했다. 후기에는 뇌실의 형태도 전기에 그렸던 표주박 모양이 아니라 뇌실의 본(주형)을 떠서 정확히 묘사했다.

미켈란젤로의 풍부한 표현력과 인체 해부

레오나르도처럼 손수 해부했던 예술가는 또 있다. 바로 미켈란젤로다. 미켈란젤로도 젊은 시절에 해부해봤던 경험을 토대로 인체를 매우 사실적으로 표현했다. 다비드상 등의 조각뿐만 아니라 바티칸의 시스티나 성당에 그려진 벽화의 인체 표현은 지금 봐도 매우 훌륭하다. 이 시대의 다른 예술가보다 미켈란젤로의 표현이 빼어났던 이유는 직접 인체를 해부했기 때문이라는 말이 있을 정도다.

미켈란젤로는 〈목각 그리스도 십자가상〉을 제작하려고 피렌체의 수도원에 살았는데, 그때 수도원장의 호의로 부속병원에서 사망한 환자의 시신을 받아 해부를 진행했다. 이때 어떤 자세를 취하느냐에 따라서 근육의 형태가 어떻게 변하는지를 실험했다고 증언한 사람이 나타나기도 했다.

그 당시에도 아무데서나 인체를 해부할 수는 없었지만, 피렌체는 비교적 자유로운 편이라서 레오나르도도 피렌체의 여타 수도원에서 해부를 진행했다. 어떤 사람이 사망했다는 소식을 들으면 황급히 달려와서 사망 당시의 얼굴을 스케치하고 그 사람을 해부하여 기록을 남겼다.

　레오나르도와 미켈란젤로는 나이 차가 무려 스물세 살이나 나지만, 사람들은 두 사람을 경쟁자로 여겼다. 두 사람은 여러모로 비교되었는데, 그 재능의 발판에 해부가 있었다는 사실은 분명하다.

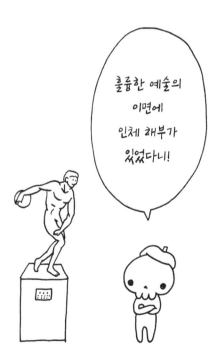

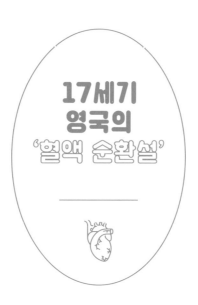

17세기 영국의 '혈액 순환설'

 갈레노스 설을 전면 부정하다

　심장이 혈액을 펌프처럼 내뿜어서 전신을 순환하게 한다는 것은 현대인이라면 누구나 아는 사실이다. 그러나 인체를 있는 그대로 탐구하려 했던 베살리우스조차 혈액순환에 있어서는 갈레노스 설을 믿어 의심치 않았다. 베살리우스의 《파브리카》가 출판된 지 85년이 지난 뒤에서야 하비라는 영국인이 '혈액이 순환한다.'라는 원리를 확립했다.

하비(William Harvey, 1578~1657년)

하비는 《심장과 혈액의 운동(동물의 심장과 혈액의 운동에 관한 해부학적 연구, Exercitatio Anatomica de Motu Cordis et Sanguinis in Animalibus)》(1628년)을 출판하여 처음으로 혈액순환설을 주장했다. 이 책에서는 베살리우스의 《파브리카》처럼 해부도 등 그림을 많이 이용하지 않은 대신에 교묘한 이론을 내세워 혈액순환을 논증했다.

예를 들면 심방(心房)이 수축하여 심실(心室)로 혈액을 보내 심실을 채우고 심실이 수축하여 폐동맥과 대동맥에 혈액을 보내서 전신으로 널리 퍼트린다는 점, 혈액은 판막 덕분에 폐동맥이나 대동맥에서 심실로 역류하지 않는다는 점, 또 심장이 수축할 때 단단해지고 동맥이 확장한다는 점, 동맥에 바늘을 꽂으면 심장이 수축할 때 혈액이 분출된다는 점, 심방이 수축하면 이어서 심실이 수축한다는 점 등을 마치 눈앞에서 심장을 보는 것처럼 생생하게 표현했다.

또 심장이나 혈관의 크기로 수송되는 혈액량도 산출했다. '심실의 용량(2온스)×한 시간 동안의 심박 수(72×60) = 8640온스(체중의 세 배)'가 한 시간마다 심장을 거쳐 나온다고 추산하기도 했다. 하비는 이렇게 많은 양의 혈액이 동맥에서 정맥으로 순환하지 않고 섭취한 음식물로만 만들어지기에는 무리가 있다고 판단하여 혈액순환설을 생각해내게 되었다.

하비는 혈액순환을 증명하는 실험도 시행했다. 그 실험에서는 팔의 피부 밑 정맥을 눌러서 혈액이 정맥판막을 넘어 역류하지 않는다는 사실을 보여주었으며, 정맥이 끊임없이 혈액을 심장으로 보낸다는 점을 논했다.

 ## 하비의 이론을 지지했던 데카르트

하비의 혈액순환설은 당시 의학자들에게 작지 않은 충격을 안겼다. 관찰과 실험으로 검증해온 의학자들은 혈액순환설을 환영했지만, 히포크라테스나 갈레노스 등 선조들이 구축해온 전통을 지켜오던 의학자들은 무시하거나 비판했다. 특히 영국과 네덜란드에는 적극적인 지지자가 많고, 프랑스에는 반대하는 이가 많았다고 한다. 그러한 상황에서 프랑스에서 네덜란드로 망명했던 데카르트도 하비의 이론을 지지했다.

데카르트는 '나는 생각한다. 고로 존재한다.'라는 명언으로 유명한 자연철학자이자 수학자다. 데카르트의 저서인 《인간론(De Homine)》은 인간의 기능을 기계적으로 설명한 생리학책으로 내용 중 일부에 갈레노스 설이 여전히 남아 있다. 동맥혈은 심장에서 발효하면서 혈액 생성을 촉진한다고 생각하는 등 이해하기 어려운 이론을 펼치기도 했다. 또 정신이 뇌의 중심에 있는 솔방울샘에 머문다고 생각하여, 솔방울샘이 액체의 미묘한 흐름에 따라 움직인다고 뇌의 기능을 설명하기도 했다. 이를 통해 데카르트가 과학적으로 인체를 설명하려 했던 자세를 엿볼 수 있다.

당시에는 아리스토텔레스의 철학이 대학 교육의 기초가 되었는데, 데카르트는 이를 대신하여 새로운 기계론에 근거한 자연철학을 주장하려고 한 것 같다. 데카르트는 이를 추진하면서 적절한 예시로 하비의 혈액순환설을 꼽아 이용했다. 이렇게 고대의 권위에 대한 집착을 끊어내며 생리학이 발전해갔다.

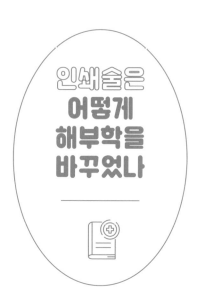

인쇄술은 어떻게 해부학을 바꾸었나

 활판인쇄의 발명

해부학, 더 나아가서 의학의 발전사는 단순히 의학뿐만 아니라 사회나 과학기술 등의 영향도 다분히 받는다. 특히 주목하고 싶은 부분은 인쇄나 판화 기술인데, 이러한 기술이 의학 발전에 큰 영향을 주었다고 생각한다.

고대의 서적은 현대의 서적과 달리 파피루스라는 긴 종이에 수기로 문장을 기록하고 둘둘 말아서 보관하는 두루마리로 된 책이었다. 파피루스는 이집트의 습지에서 자라는 수초 또는 그

수초의 줄기를 가늘게 자른 뒤 맞붙여서 만든 용지다. 그러나 이 용지는 내구성이 떨어져 몇십 년 안에 종이의 기능을 잃게 된다. 그래서 그때마다 필사를 반복해야만 후세에 전해질 수 있었다.

5세기에 접어들면서 파피루스 대신에 양피지를 이용하여 책을 만들기 시작했다. 양피지는 양가죽을 벗겨서 처리한 종이로 내구성이 뛰어나 오랫동안 보존할 수 있었다. 또 현대의 책처럼 철해서 만들었으므로 두루마리 책보다 크기가 작아 좁은 공간에 대량의 정보를 수납할 수 있을 뿐만 아니라 읽고 싶은 면을 손쉽게 펼쳐볼 수 있었다. 처음부터 순서대로 내용을 읽어야만 했던 두루마리 책이 비디오테이프라면, 철해서 만든 책은 좋아하는 부분을 쉽게 찾아서 볼 수 있는 DVD와 같다고 할 수 있다.

그러나 철해서 만든 책자는 가격이 비싸서 파피루스 서적 중에서 특히 가치가 있는 책만 선별해서 만들었으므로, 극히 일부에 해당하는 서적만 후세에 남게 되었다. 따라서 고대의 문서 중에서 현재까지 전해지는 책은 그 수량이 전체의 1~2퍼센트가량밖에 되지 않을 정도로 매우 적으리라고 추측한다.

해부학 서적은 15세기 중반에 구텐베르크가 활판인쇄를 발명했을 때(1454년) 전환점을 맞이했다. 유럽의 많은 문화가 이 발명품 덕분에 크게 변화했다. 당시의 인쇄본은 손으로 사본을 깔끔히 옮겨 써서 인쇄한 후에 채색하고 표지를 호화롭게 꾸민 고가

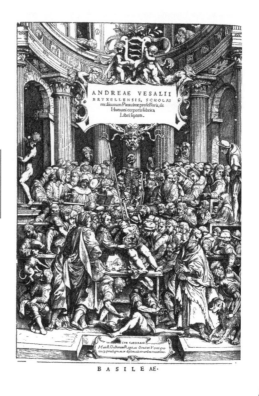

《파브리카》의 표지

의 책이었다. 대량으로 저렴한 책을 만들지 않고, 저렴한 비용으로 소량의 책을 만들어서 수익을 높이려 했던 요람기 책이라 불린다.

그러나 16세기에 접어들면서 인쇄본의 성격이 크게 변해서 광범위하게 배포할 목적으로 서적을 대량으로 인쇄하게 되었다. 그전까지 책은 정보의 저장고로 기능했지만, 대량으로 인쇄되면서 그 성격이 정보를 널리 전달하는 수단으로 바뀌게 되었다.

저렴한 가격으로 책을 대량 출판할 수 있게 되면서 의학자들이 차례로 새로운 해부학 서적을 썼는데, 대부분은 그림이 없는 책이었다. 그러다가 목판화를 이용하여 삽화를 넣는 등 해부도를 담은 해부학 서적이 출판되기 시작했다. 그 책 가운데 하나가 바로 베살리우스의 《파브리카》다.

베살리우스는 제작자의 재능도 타고난 덕분에 책의 정보 전달력도 잘 계산하여 《파브리카》를 만들어냈다. 활판인쇄와 목판화 기술을 구사하여 예술적이며 세밀한 해부도를 제작하고자 인체를 세련되게 표현할 수 있는 예술가를 모았고, 출판에 필요한 뛰어난 인재를 찾아내는 과제를 완수해내 《파브리카》를 완성했다.

이렇게 해서 《파브리카》는 큰 성공을 거뒀다. 베살리우스는 이 책으로 자신의 재능을 인정받아 궁정 의사의 지위를 얻는 것을 의도했다고 한다. 결국 베살리우스는 궁정 의사가 되어 염원했던 목적을 달성했다. 이 직후에 인쇄술이 목판화에서 동판화로 바뀌면서 목판화로 만든 해부도는 베살리우스가 마지막으로 사용하게 되었다.

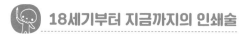

동판화는 선을 가늘게 표현할 수 있어서 인체 구조를 세밀히 묘사한 해부도를 인쇄하기에 적합했던 탓에 18세기까지는 기술적으로 큰 변화가 없었다. 그런데 본문은 활자를 이용하여 양각으로 인쇄하고, 동판화는 음각으로 인쇄해야 해서, 두 인쇄판의 높이와 인쇄 압력이 달랐다. 따라서 본문과 해부도를 같은 면에 같이 인쇄할 수 없어서, 다른 쪽에 따로 인쇄해야 한다는 단점이 있었다. 그런데 19세기에 접어들면서 동판화를 대신할 두 가지 새로운 인쇄술이 등장했다.

첫 번째는 목구 목판화다. 이 인쇄술은 결이 촘촘한 목판에 뷔랭(burin)이라는 끝이 뾰족한 특수한 조각칼로 도안을 섬세하게 파내는 것이다. 이 기술은 큰 도판에는 적합하지 않지만, 활자처럼 양각으로 인쇄할 수 있다. 본문과 그림을 함께 보여줄 수 있어서 책 내용을 이해하기 쉽다.

두 번째는 석판인쇄다. 이는 리소그래피(lithography)라고도 불리는 인쇄술로, 석탄암이나 금속판 위에 유성 크레용으로 그림을 그려서 고정한 뒤 그 위에 수성 잉크를 도포하여 크레용으로 칠하지 않은 부분만 종이에 인쇄하는 방법이다. 석판인쇄는 평평하고 매끈한 석판 표면에 유성 크레용으로 밑그림을 그리듯이 그리면 원판을 만들 수 있다. 따라서 손쉽게 판화를 제작할 수 있으며, 그러데이션이나 다색인쇄가 가능하여 장기의 질감을 잘 표현할 수 있다.

석판인쇄는 특히 병리학의 병변(병으로 인해 일어난 육체적, 생리적 변화)을 나타내는 그림에 효과적이다. 동판화에서는 표현할수 없었던, 해부하면서 관찰한 병리학적 병변을 석판인쇄로는박력 있게 묘사할 수 있었다. 이 덕분에 장기 병변에 주안점을둔 질병에 관한 새로운 사고방식을 보급하는 데 커다란 구실을할 수 있었다.

20세기에 접어들면서 사진 제판이 보급되고 해부도의 방식이크게 바뀌게 되었다. 그전까지 도판은 원판의 소재에 그림을 그리거나 새기면서 원판을 만들었으므로, 판 제작비도 비싸고 판하나로 만들 수 있는 매수에도 제약이 있었다. 그러나 사진 제판은 원화가 될 그림으로 원판을 계속 만들 수 있고, 그러데이션이복잡한 그림도 저렴하게 인쇄할 수 있으며, 해부 대상의 사진 자체를 해부도로 이용할 수 있었다.

현대에 들어와서는 컴퓨터를 이용한 사진술이 해부도와 해부학 서적의 가능성을 더욱 넓혀주고 있다.

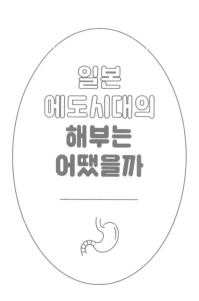

수달과 인체는 내장 기관이 비슷하다?

중국에서 발전한 전통 의학에서는 심장, 간, 비장, 폐, 신장 등
다섯 가지 내장과 이를 보조하는 위, 소장(小腸, 작은창자), 대장(大
腸, 큰창자), 쓸개, 방광, 삼초(三焦)라는 여섯 가지 내장을 뜻하는
오장육부가 인체를 구성한다고 여긴다.

중국에서는 송나라 시대에 해부가 진행되었다는 기록이 있으
며, 그 해부도가 일본에 전해지기도 했다. 일본에서 공식적으로
처음 인체를 해부한 사람은 에도 시대의 야마와키 도요(山脇東

洋)라는 의사였다. 그 관찰 기록은《장지(藏志)》라는 서적에 다음과 같이 남아 있다.

야마와키 도요의 젊은 시절 스승이었던 고토 곤잔(後藤艮山)은 수달의 내장은 인간과 닮았으니 인체를 대신해 수달을 해부해보라고 그에게 권유했다. 그 말을 듣고 수달을 해부해본 도요는 소장과 대장을 구별하지 못해 고민에 빠졌다. 도요는 이 일을 계기로 실제 인체의 내부를 살펴봐야 한다는 사실을 절실히 통감했다.

그리고 얼마 후 도요의 제자와 그의 친구 세 명이 지역의 관리에게 사형을 받은 사망자를 부검하겠다는 허락을 받아냈다. 이는 도요의 조언을 따른 것이리라고 추측된다. 그들은 1754년 2월에 교토의 서쪽 교외에 있었던 교도소에서 참수형에 처한 다섯 명 중 서른여덟 살 남성의 시체를 해부하게 되었다. 이때 도요도 그 해부에 참관했는데, 그로부터 5년 뒤에 출판한 책이 바로《장지》다.

이 책에는 주로 내장에 관한 내용이 적혀 있는데, 이를 통해 도요가 내장 해부에 관심이 있었다는 사실을 알 수 있다. 반면 사지(四肢)에 관한 내용은 고작 몇 줄뿐이고, 머리에 관한 내용은 아예 언급도 하지 않았다. 그도 그럴 것이 참수된 사람을 해부했으니, 머리에 관한 내용은 쓸 수 없었을 것이다. 도요가 계속 고민했던 소장과 대장의 구별 기준도 본문이나 그림에 전혀 묘사되어 있지 않다.

오장육부의 개념에 너무 집착했던 탓에 잘못 기술한 내용이 많아지면서 아쉽게도 불완전한 관찰 기록이 되고 만 것이다. 여기에는 몇 가지 원인이 있다. 의사가 직접 해부하지 않고, 참수된 사형수의 시신을 짚 위에 올려놓고 급하게 처리하는 등 해부를 진행하고 관찰하기에는 조건이 매우 열악했기 때문이다. 그 때문에 《장지》가 출간된 뒤에 해부는 해서는 안 될 비인도적인 행위라며 비난하는 사람이 나타나기도 했다.

그러나 도요가 《장지》를 쓴 데는 중요한 이유가 있었다. 도요는 인간의 내장은 수달과 전혀 똑같지 않다는 사실을 알았고, 이를 알려야 한다고 생각했기 때문이다. 실제로 이 책에는 직접 체험하며 판단하는 그의 실험 정신이 흘러넘친다.

무엇보다 《장지》의 부록으로 제문을 실었다는 점에 주목해야만 한다. 야마와키 도요와 그의 동료들은 사형수의 시신을 해부한 지 1개월이 지나고 나서 그 시신을 위해 공양을 드렸다. 당시는 참수형에 처한 사형수의 시신은 매장하지 않고 형장 안에 내버리는 것이 예삿일이었다. 그러나 도요는 해부된 시신을 위해 공양을 바치고 법명까지 지어줬다.

그 제문에는 '범죄자였던 당신과 처음 마주했을 때부터 당신은 이미 머리가 없는 상태라 우리는 안면조차 틀 수 없었소. 그러나 우리는 당신의 시신 덕분에 오랫동안 품어왔던 의문을 풀 수 있었소. 그 공적은 충신과 열사에 못지않으며, 그 명예는 후세에 전해질 것이오. 그러니 시신이 해부되었다는 능욕에 슬퍼하지 말고, 이 위령을 받아주시오.'라고 쓰여 있다.

 ## 최초의 번역 해부학 서적, 《해체신서》

예전부터 동서고금을 막론하고 인체를 해부할 때는 사형수의 시신을 이용했다. 일본에서는 에도시대 때부터 인체를 해부했는데, 막부는 의사들이 해부를 청원해왔을 때 서민 중에서 죄질이 무거운 자의 시신을 골라서 공급해줬다. 당시 시신을 해부하는 일은 잔혹한 형벌을 더 가하는 일이라고 인식했기 때문이다. 결국 해부는 형벌의 일환이었던 셈이다. 반면 설령 범죄자라 하더라도 시신에 칼을 대는 일은 인간적으로 용서할 수 없는 일이라는 비판도 있었다.

그러나 야마와키 도요의 《장지》가 나온 이후 사형수의 시신을 해부하는 일이 없어지기는커녕 오히려 시신을 공급받기를 원한다고 신청하는 의사가 계속 늘어만 갔다. 가와구치 신닌(河口信任)도 그중 한 사람이었다. 그 역시 나라의 허가를 받아 인체를 해부하고, 그 소견을 근거로《해시편(解屍編)》을 출판했다. 이 책은《장지》의 뒤를 이어 인체 해부에 기초를 두었던 서적이었다. 흉부나 복부 내장 외에 머리를 해부하는 내용은《장지》보다 훨씬 상세할 뿐만 아니라 오장육부의 잘못된 부분도 제대로 수정하여 실었다.

그러던 가운데 스기타 겐파쿠(杉田玄白)와 마에노 료타쿠(前野良沢)라는 의사가 각각 네덜란드어로 쓰인 해부학 서적을 손에 넣게 되었다. 그 책을 가지고 사형수 시신 해부를 견학한 두 사람은 실제 장기는 한방 의학에서 배운 오장육부와 전혀 다르고, 네덜란드어로 적힌 책의 내용이 정확하다는 사실에 놀라움을 금치 못했다.

그래서 같은 해부학 서적을 가진 겐파쿠와 료타쿠는 동료들을 모아서 그 네덜란드 해부학 서적을 번역하기로 했다. 그러나 막상 번역을 시작해보니 네덜란드어를 번역하기란 여간 어려운 일이 아니었다.

그나마 네덜란드어를 잘하는 료타쿠조차 700개의 단어를 아는 정도의 어휘력을 갖추었을 뿐이고, 겐파쿠는 알파벳도 제대로 알지 못하는 수준이었기 때문이다. 예를 들면 '우리는 어느 봄날에 눈썹(wenkbrauw)이라는 단어가 눈 위쪽에 난 털이라는 문구도 번역하지 못해서 해 질 녘까지 고민했던 적도 있고, 불과

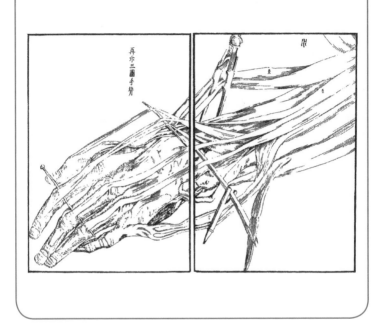

《해체신서》에서 발췌한 손가락을 펼 때 쓰는 근육과 힘줄 그림

열두 단어밖에 되지 않는 문장 한 줄도 해석하지 못했던 적도 있었다.'라는 내용을 훗날 《난학사시(蘭学事始)》에 서술할 정도로 번역에 곤욕을 치렀다.

이렇게 3년의 세월에 걸쳐서 완성한 책이 바로 《해체신서(解體新書)》다. 이 책은 서양의 해부학 서적 내용을 처음으로 전한 서적으로 많은 이에게 큰 충격을 안겨주었다. 그 뒤로 서양 의학 서적이 계속 번역되고 소개되면서 의사들의 관심은 서양 의학에 쏠리게 되었다.

해부에 사용할 수 있는 사형수

일본에서는 에도시대에 사형수의 시신으로 해부를 진행했는데, 당시는 다양했던 사형의 종류 때문에 해부할 수 있는 시신이 제한적이었다. 무사는 명예를 존중해주는 할복과 불명예스러운 죄를 범했을 때 처하는 참수 등 두 종류의 사형에 처했는데, 이때 둘 다 해부 대상으로 삼지 않았다. 이와 달리 서민은 책형, 톱질형, 화형, 참수형, 참수 및 재산몰수형, 효수형이라는 여섯 종류의 사형에 처했다. 이 중 참수 및 재산몰수형에 처한 사형수의 시신만 해부에 사용되었다. 여기에는 다음과 같은 몇 가지 이유가 있었다.

책형에 처하는 사형수는 마을을 한 바퀴 돈 후 사형장으로 향했다. 그리고 사형장에서 십자가에 사형수의 손발, 가슴, 허리 등을 밧줄로 묶고 옷의 일부를 벗겨내서 배꼽이 드러나게 한 후 창으로 그 주변을 찔러서 죽였다. 톱질형에 처하는 사형수는 땅속에 묻은 상자에 목만 땅 위로 올라오도록 하여 넣은 채 2박3

일에 걸쳐서 사람들에게 공개했다. 그리고 죄인에게 마을을 한 바퀴 돌게 한 후 톱으로 목을 잘라 죽였다. 화형에 처하는 사형수는 마을을 한 바퀴 돌고 나서 사형장에서 십자가에 묶였다. 그리고 죄인의 발 쪽에 장작을 쌓아놓고 기둥을 둘러싼 대나무 틀 주변에 갈대를 쌓아서 불을 붙여 죽였다. 이 세 종류의 사형은 시신을 손상하므로 해부하기에 적합하지 않아 해부 대상으로 삼지 않았다.

이제 남은 세 종류의 사형은 참수된다는 공통점이 있지만, 죄의 무게에 따라 부가되는 형벌이 달랐다. 참수형은 그중에서 가장 가벼운 형벌로 칼로 죄인의 목을 베지만 추가되는 형벌은 없었다. 그래서 처형한 뒤에 시신 인수자가 있을 때는 시신을 건네주고, 매장하거나 장례식을 치를 수 있도록 허용해줬다. 그러나 참수 및 재산몰수형에 처하는 사형수는 추가로 재산이 몰수될 뿐만 아니라 무사가 사용하는 칼이 잘 드는지 시험하는 대상으로 시신이 사용됐다. 그렇게 참수 및 재산몰수형에 처한 시신은 내다 버렸는데, 이 또한 형벌의 일부여서 매장이나 장례식은 허용되지 않았다. 효수형은 가장 무거운 형벌로 참수에 처한 후 잘린 머리를 받침대에 올려서 사람들이 보도록 전시했다. 말 그대로 '머리를 매달아 놓은(梟首)' 셈이다.

앞서 언급한 대로 이 세 종류의 사형 중 참수 및 재산몰수형

에 처한 시신은 보통 무사의 칼이 잘 드는지 확인하는 시험 대상
으로 사용했는데, 시신 수가 많을 때는 부처 장관의 허가를 받아
사형수 시신을 해부할 수 있었다. 일본에서는 인체 해부를 그저
무사의 칼이 잘 드는지 확인하는 추가 형벌과 같은 의미로 생각
해서, 이를 잔인하다고 여기는 사람도 많았다고 한다.

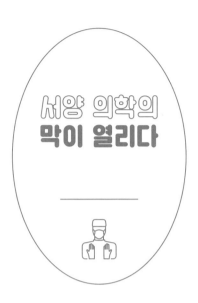

서양 의학의 막이 열리다

 네덜란드인 의사의 인체 해부

쇄국정책을 펼쳤던 일본에서 처음으로 서양 의학을 가르친 사람은 나가사키에 부임한 독일계 네덜란드인 의사 지볼트였다. 그러나 지볼트는 당시 반출 금지 품목이었던 일본 지도를 해외로 빼돌리려 했다는 간첩 혐의를 받고 일본에서 추방되었다.

그 후 페리(Matthew Calbraith Perry)가 쇄국정책을 해체하고자 함대를 이끌고 와서 나가사키에 해군 교습소를 개설하면서, 일본은 서양의 과학기술을 적극적으로 받아들이게 되었다. 이

지볼트(Philipp Franz von Siebold, 1796~1866년)

곳에 찾아온 사람이 바로 네덜란드인 의사인 폼페(Pompe van Meerdervoort, 1829~1908년)였다. 폼페는 자연과학에서 기초의학, 임상의학 순으로 진행되는 체계적인 교육 과정을 수립하고, 일본에서 처음으로 5년간에 걸쳐서 인체 해부 실습과 병상에서 임상 현장 지도를 시행했다.

폼페는 1859년에 나가사키의 사형장에서 처음으로 인체를 해부했다. 사형수는 한 관리의 종이었던 다이라 사부로(平三郎)라는 사람이었다. 그는 주인의 관금에서 거액을 훔친 죄로 사형을 당했고, 참수 및 재산몰수형을 받아서 공식적으로 충분히 해부가 허가될 수 있는 상황이었다. 하지만 피해자인 관리조차 '아무리 죄인이라도 해부는 용납할 수 없다.'라며 서면으로 해부를 반대할 정도로 당시에는 인체 해부를 도깨비나 벌일 끔찍한 일이라고 여겼다. 그러나 결국은 부처 장관의 허가 아래 해부가 진행되었다.

하지만 말단 벼슬아치들은 아무리 죄인이라도 일본인 시신을 외국인이 해부하는 일은 국가의 위신을 떨어트리는 일이라며 강하게 반발했다. 그래서 폼페의 수제자였던 마쓰모토 료준(松本良順)은 경비를 엄중하게 하면서 소동이 일어나지 않도록 철저히 대비하고는 폼페와 함께 마치 아무 일도 없다는 듯이 태연히 해부를 진행했다.

이렇게 엄중한 경비 속에서 남자 의사 마흔다섯 명과 여자 의사 한 명이 입회한 채 사흘간에 걸쳐서 내장, 신경, 혈관, 뇌 등을 해부했다. 이 자리에 참석한 의사들은 처음으로 본 인체의 구조에 경악했다. 하지만 그 결과에 만족하는 눈치였다고 한다. 해부 실습에 참여한 의사 중에는 지볼트의 딸 이네(楠本イ祢)도 있었다.

폼페의 문하에서는 준텐도대학 의원의 창설자인 사토 다카나카(佐藤尚中), 훗날 도쿄대학 의학부장, 일본 적십자 병원의 초대원장 등 메이지 시대(1867~1912년) 의학계의 선두에 서서 근대 서양 의학의 정착에 공헌한 사람이 다수 배출되었다.

사형수를 설득해 해부를 하다

폼페의 해부는 입회한 의사들에게는 유의미한 일이었다. 하지만 다이라 사부로의 해부 이야기를 전해 들은 나가사키의 죄수들은 마음이 편할 리 없었다. 그들은 죽음으로 속죄하는 것도 모자라 시신까지 해부되는 일은 잔인하기 그지없다며 소란을 피웠다. 관리들도 이 일을 몹시 난감해했다.

그래서 폼페의 수제자인 마쓰모토 료준이 그런 죄수들을 설득하려고 나섰다. 료준은 죄수들에게 "의사가 시신을 해부하는 이유는 학술에 이바지하고 치료에 도움을 주어 세상을 이롭게 하려는 것이오. 그래서 서양에서는 죄인뿐만 아니라 유지 중에도 자기 시신을 기증하겠다고 유언을 남기는 자도 있소이다. 악행을 저지른 죄수에게 사형이 집행된 뒤 그 시신이 세상 사람들의 치료를 위해 쓰이는 일은 그 죄인의 죄를 소멸해줄 뿐만 아니라 세상에 한없이 크게 공헌하는 일이 될 것이오."라며 인체 해부의 의미를 설명해주었다.

또 료준은 스스로 시주가 되어 공양을 올리고 법명도 부여하여 석탑을 건립하겠노라고 그들에게 약속했다. 사형수는 본래라면 공양을 드리지 않고 들에 버려지곤 했다. 그런데 극진히 매장해주겠다는 료준의 약속에 죄수(사형수)들도 결국 설득되어 원망하는 일 없이 형 집행에 복종했다고 한다.

이 대목을 통해 폼페가 시신을 정중히 다루어야 한다고 가르쳤다는 사실을 알 수 있다. 이 정신은 현재까지 계승되어, 일본의 의과대학에서는 해부가 끝나고 나면 감사의 뜻을 표하는 유골 반환식을 치른다. 이러한 과정을 거치면서 예전에는 형벌로 인식되었던 인체 해부가 의학 발전에 공헌한다는 의미로 바뀌게 되었다.

그리고 메이지 정부는 서양 의학을 본격적으로 도입하고자 그 중심이 될 의학 교육 기관(훗날 도쿄대학 의학부)을 정비했다.

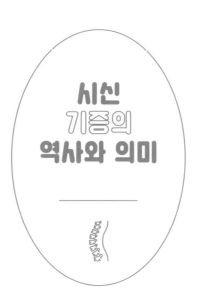

시신 기증의 역사와 의미

 최초로 시신 기증을 신청한 여성

일본 정부는 메이지 시대가 되었을 때 독일인 교수를 고용하여 대학동교(현재의 도쿄대학 의학부)에서 서양 의학을 교육하기 시작했다. 그러나 초기에는 해부할 시신이 없다는 점이 문제로 떠올랐다. 인체 해부는 의학의 기초가 되는 중요한 항목이지만, 시신이 없으면 해부 실습을 시행할 수 없으니, 이 문제가 의학 교육에도 영향을 미칠 수밖에 없었다.

이런 시기에 중병을 앓던 일본의 미키(美幾)라는 여성이 대학

관계자에게 시신을 기증해달라는 권유를 받은 뒤에 '자기가 죽으면 해부해도 된다.'라는 유언을 남기고 숨을 거두었다고 한다. 그렇게 1869년에 도쿄대학에서 일본 최초로 사형수의 시신이 아닌 인체를 해부하게 되었다.

이 일을 계기로 일본 정부도 인체 해부를 인정하게 되면서 사형수의 시신, 옥중에서 병사한 사람 중에 시신 인수자가 없는 사람, 양육원에서 병사한 사람 중에 시신 인수자가 없는 사람 등으로 해부 허용 범위를 서서히 넓혀나갔다. 그렇지만 메이지 시대부터 제2차 세계대전까지는 사형수의 시신 해부에 관한 법적 규정이 없어서, 각 대학교의 해부학 교실에서는 해부 대상을 입수하는 데 곤란을 겪었다.

그 당시의 상황이 도쿄대학 해부학 교실에서 오랫동안 집필했던 《시신에 관한 기사(屍体に関する記事)》라는 비망록에 묘사되어 있다. 그 비망록에는 해부 대상이 부족하여 양육원에서 사망한 사람 중에서 인수자가 없는 시신을 비밀리에 건네받아서 해부했다는 기록이 있다. 공개적으로 진행되었던 해부가 아니었으므로 얼굴에 상처를 내지 않고, 몸에 외견상의 손상이 생기지 않도록 신경 써서 해부했다고 한다. 그러나 종종 없는 줄 알았던 유가족이 갑자기 나타나 소리를 지르며 해부학 교실을 쳐들어올 때도 있었다. 이때 교수들이 사태를 수습하느라 동분서주하며 애를 썼다고 한다.

　제2차 세계대전이 끝나고 얼마 지나지 않아 일본에서는 〈대학교의 시신 제공에 관한 법률〉이 공표되고 시행되었다. 그 후 각 지역의 지자체장들은 의과대학의 학장이 의학과 치의학 교육을 위해서 요청해올 때마다 시신을 제공해야 했다. 또 이 법률과 〈시인 조사에 관한 후생노동성 시행령〉이 통합되면서 〈사체해부보존법〉이 제정되었다. 이 법을 통해 해부는 반드시 가족의 승낙을 얻고 나서 진행해야 하며, 병원 등지에서 법률에서 정한 공정한 방법으로 시신을 입수할 수 있게 되었다.

　그러나 해부 대상 수는 여전히 부족했다. 여기에는 몇 가지 요인이 있다. 첫 번째로는 의학부나 치의학부를 신설하는 대학이 늘어났다는 점을, 두 번째로는 인수자가 없는 시신은 꺼릴 수밖에 없었다는 점을 꼽을 수 있다. 종종 지자체나 경찰 쪽에서 제공한 시신의 신원 조사가 불충분하여 유가족이 나타나 소송을 거는 사건이 일어날 때도 있었기 때문이다. 예를 들면 일본에서는 타지에서 일하다가 고향으로 돌아가는 도중에 비명횡사한 남성의 시신이 규정 안치 기간을 넘겨서 대학으로 제공되어 해부되었는데, 나중에 남편의 신변이 걱정되어 찾아다니던 아내가 나타났던 사건이 있었다. 당시에 이 사건을 일본 언론에서 대서특필하기도 했다.

일본해부학회의 해부대상위원회가 1974년부터 그 이듬해에 걸쳐서 진행한 조사를 통해 지자체가 제공한 시신 중에서 유가족을 찾아 반환되는 사례가 75~85퍼센트로 확률이 높다는 사실이 알려지게 되었다. 그래서 인수자가 없는 시신으로 해부 실습을 진행하기 곤란해진 1950~1960년대를 의학 교육 위기의 시대라고 부르기도 했다.

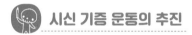 시신 기증 운동의 추진

해부 대상 수의 부족은 비단 의사뿐만 아니라 의료 혜택을 받게 될 사람에게도 큰 영향을 미치는 일이었다. 이 문제를 우려하고 인지했던 사람 중에서 자기가 죽은 뒤에 자기 시신으로 의학 교육에 도움을 주고 싶다는 사람들이 나타났다. 그들이 대학에 시신 기증을 신청하면서 시신 기증 운동이 일어나기 시작했다.

일본에서 일어난 시신 기증 운동은 일본 전체에 큰 파급력을 미쳐 시신 기증 단체까지 결성되기에 이르렀다. 1971년에는 유가족의 의견에 따라 시신 기증을 받는 전국해부연합회가 설립되었다. 그들은 시신을 받는 기관인 대학교와 밀접히 연계하면서 교류를 도모하고, 시신 기증 운동을 추진했다.

그 운동 덕분에 1982년도부터 시신 기증자에게 문부성 대신

(한국의 교육부 장관에 해당하는 직책)이 감사장을 증정하게 되었다. 그 이듬해인 1983년에는 〈의학 및 치의학 교육을 위한 시신 기증자에 관한 법률(시신기증자법)〉도 제정되어 시행되었다. 현재는 많은 일본 사람들이 시신 기증을 등록하고 있어서 일본에 있는 대학에서 의대생과 치대생이 안심하고 해부 실습 교육을 받을 수 있게 되었다.

시신 기부 운동으로 얻은 최대 성과는 근본적으로 시신 해부를 바라보는 시선이 바뀌었다는 점이다. 예전에는 아무리 의학을 위한 일이라고 하더라도 시신을 해부하는 일은 징벌에 가까운 잔인할 짓이라 여겼다. 그러나 사람들이 자기 몸을 직접 제공하겠다고 시신 기증의 뜻을 열정적으로 밝히면서, 해부를 위해서 시신을 제공하는 일은 인간으로서 자랑스러운 행위로 인식이 바뀌었다. 그리고 요즘은 일반 사람들도 자연스럽게 시신 기증을 신청하게 되었다.

또 시신 기증은 인체 해부의 교육적 의미도 크게 바꿔놓았다. 해부는 인체 구조를 이해하고 확인하는 작업이다. 따라서 시신 기증은 몇십 년의 인생을 끝낸 어느 한 사람의 시신과 마주하면서 의사가 갖춰야 할 윤리의 의의를 깨달을 수 있도록 도와주었다. 그전까지 사형수의 시신이나 인수자가 없는 시신을 해부했을 때는 해부 대상을 그저 재료로 바라보는 인식이 강해 예의를 갖추는 모습은 찾아볼 수 없었다. 그러나 시신 기증이 시작되면서 해부 대상은 함부로 다뤄서는 안 될 존재가 되었다. 이렇게 학생들이 갖춰야 할 마음가짐이 달라지면서, 본인이 소중한 존재를 맡게 된 것에 감사하는 마음이 싹틀 수 있게 되었다.

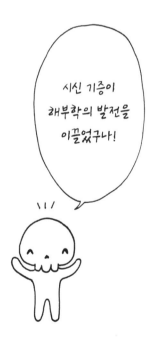

시신 기증이
해부학의 발전을
이끌었구나!

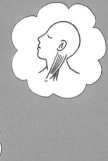

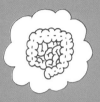

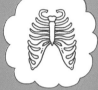

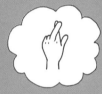

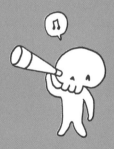

PART **3**

해부학으로
바라본
몸의 형태

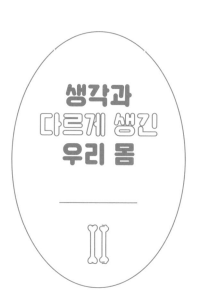

생각과
다르게 생긴
우리 몸

 인형과 인간을 비교해보면

인간은 어떤 형태를 띠는가? 대체로 사람들은 인체가 인형의 형태와 가깝다고 생각하곤 한다. 어떤 사람들은 어릴 때 가지고 놀았던 마론 인형을 쉽게 떠올릴 수도 있다.

그렇다면 마론 인형은 어느 부위를 움직일 수 있는가? 바로 목과 팔, 다리 등의 관절 부위를 움직일 수 있다. 많은 사람이 몸통에서 머리, 양팔, 양다리가 뻗어난 이런 인형의 모양과 인간의 형태가 비슷하다고 생각할 것이다.

그러나 이는 사실 외형만 비슷할 뿐 본질은 전혀 다르다. 인간의 몸은 하나의 줄기를 중심으로 그 양옆으로 팔과 다리가 뻗어 나 있다. 이 중에서 중심 부분을 체간(體幹, 몸통), 뻗어난 부분을 상지(上肢, 팔)와 하지(下肢, 다리)라고 부른다.

　　실제 인간의 형태와 많은 사람이 생각하는 인간의 형태에는 두 가지 차이점이 있다. 첫 번째는 바로 몸통의 개념이다. 일반적으로는 머리와 몸통을 별개로 구별하여 다루지만, 체간에는 머리도 몸통의 일부로 포함한다. 두 번째는 팔과 상지의 개념이다. 뼈의 구조로 살펴봤을 때 상지가 연결된 뿌리 부분은 몸통 깊숙한 곳에 있다는 사실을 알 수 있다. 외부에서 봤을 때는 마치 몸통처럼 보이는 부분이 내부에서 살펴보면 상지의 일부에 해당하는데, 이 뿌리 부분을 상지대(上肢帶, 팔이음뼈)라고 한다.

　　상지대라는 뼈대는 견갑골(肩胛骨, 어깨뼈)과 쇄골(鎖骨, 빗장뼈)로 이루어진다. 체간과 상지를 잇는 구실을 하므로 해당 부위를 움직일 때는 상지가 시작되는 뿌리 부분으로 움직인다. 따라서 해부학에서 상지대는 상지에 포함한다. 하지도 상지와 마찬가지로 하지가 시작되는 뿌리 부분을 하지대(下肢帶, 다리이음뼈)라고 한다. 또 골반뼈의 양옆 부분도 외부에서 봤을 때는 몸통의 일부로 보이지만, 해부학에서는 하지의 일부로 다룬다. 이처럼 해부학에서 다루는 인간의 형태는 표면적으로 봤을 때와 본질에서

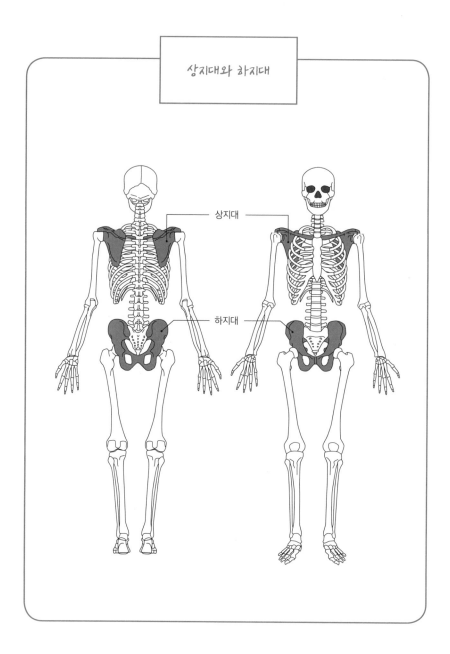

상지대와 하지대

상지대

하지대

미묘한 차이가 있음을 알 수 있다.

 ## 체간에서 중요한 구실을 하는 세 부위

체간에는 중요한 구실을 하는 세 부위가 있다. 첫 번째 부위는 뇌와 얼굴을 담는 머리, 두 번째는 심장과 폐를 담는 흉부(가슴), 세 번째는 위와 간 등의 소화기를 담는 복부다. 또한 체간에는 이 세 부위에 대응할 수 있도록 세 개의 뼈대 용기가 있다.

첫 번째 뼈대 용기는 뇌를 담아내는 두개골이다. 두개골에는 눈, 코, 입이 달린 얼굴 부분이 있다. 이 얼굴 안에는 감각기, 소화기, 호흡기가 포함된다. 그래서 얼굴은 감각을 받아들이는 정보의 창구이자 물질을 받아들이는 내장의 창구라는 두 가지 작용을 수행해낼 수 있다. 두 작용 모두 인간이 살아가는 데 매우 중요한 부분이다. 이런 중요한 기관이 얼굴에 집중해 있다는 사실은 매우 신기한 일이 아닐 수 없다.

두 번째 뼈대 용기는 새장처럼 생긴 흉곽(胸廓, 가슴우리)이라는 가슴의 뼈대로 그 안에는 심장과 폐가 있다. 흉곽을 구성하는 늑골(肋骨, 갈비뼈)은 어딘가에 부딪혔을 때 쉽게 부러질 정도로 약하다. 심장이나 폐처럼 중요한 부위를 손상하지 않으려면 갑옷처럼 단단한 뼈 안에 넣어 보호해야 할 것 같다. 하지만 늑골이 철

판처럼 딱딱하면 호흡하기 힘들어지므로, 움직일 수 있을 정도로 유연해야 한다. 유연하게 움직여야 한다면 뼈가 아니라 근육으로 보호해도 될 텐데, 왜 그 자리에는 뼈대가 들어가 있을까?

사실 폐는 스스로 크기를 키우지는 못하고 오그라들기만 한다. 그래서 폐는 흉곽에 들러붙게 해서 억지로 크기를 키워줘야만 한다. 흉곽을 넓혀서 폐가 커지면 공기가 흡입되고, 흉곽을 줄여서 폐도 줄어들면 공기가 배출되는 구조를 띠는 셈이다. 이를 바로 호흡이라 한다.

세 번째 뼈대 용기는 복부의 내장을 담아내는 골반이다. 인간은 두 다리로 직립하여 보행하는데, 지구의 중력 때문에 내장이 아래로 쏠리게 되므로 골반이 아래쪽에서 받쳐줘야만 한다. 골반 속에는 내장뿐만 아니라 비뇨기와 생식기도 들어 있다.

그런데 소화기가 집중된 배에는 이런 뼈대 용기가 없다. 그렇다면 소화기는 중요한 장기가 아니라는 뜻일까? 물론 소화기도 음식물을 소화하고 흡수하는 중요한 장기이지만, 복부마저 뼈대 용기로 둘러싸인다면 장운동이 원활히 이루어지지 않을 것이다. 장이 자유롭게 움직여서 영양소를 흡수하고 대변을 모아서 원활히 배설하려면, 장이 연동운동(꿈틀운동)을 할 수 있을 정도로 자유롭게 움직일 수 있어야 한다. 그런데 여기에 뼈대 용기가 있다면 이런 작용을 방해할 것이다. 그래서 이런 뼈대 대신에 몇 겹으로 이루어진 튼튼하고 유연한 근육이 장을 지켜준다.

　이 세 가지 뼈대 용기가 있는 부분은 체간에서 움직임이 거의 없는 부위다. 그래서 각 뼈대 용기 사이는 쉽게 움직일 수 있는 부위로 이루어진다. 예를 들면 두개골과 흉곽 사이에 있는 목, 흉곽과 골반 사이에 있는 배가 이에 해당한다.

　인간의 가느다란 목은 무거운 머리를 지탱해야 하므로, 피로가 쉽게 쌓이고 어깨 결림의 원인이 되기도 한다. 그렇다면 차라리 목이 무거운 머리를 든든히 받칠 수 있도록 두껍고 단단한 뼈대 용기에 둘러싸인다면 어떨까? 만약 목이 앞선 세 개의 뼈대 용기처럼 고정되어서 목을 움직이지 못한다면, 뒤에서 누가 불렀을 때 고개를 돌려 돌아볼 수 없게 된다. 물론 몸 전체를 돌려서 뒤를 돌아볼 수는 있지만, 목을 움직이지 못한다는 것은 생각보다 상당히 불편한 일이다.

　그보다 더 심각한 부위는 배다. 뼈대 용기가 배를 감싼다면 장이 움직이지 못할 뿐만 아니라 잠잘 때 몸을 뒤척일 수도 없다. 잠을 자면서 몸을 뒤척이려면 상반신과 하반신을 틀어서 몸의 방향을 바꿔야 하기 때문이다. 또 배를 움직이지 못하면 자고 난 후 잠자리에서 일어나지도 못한다. 위를 보고 누운 상태에서 배를 고정한 후 몸을 굽히지 않고 일어날 수는 없다. 이렇듯 우리 몸은 안락한 일상생활을 영위할 수 있도록 기능적인 형태를 띤 셈이다.

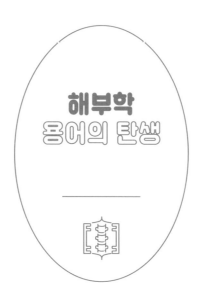

눈에 보이는 대로 지은 해부학 명칭

전신의 모든 장기나 조직에는 명칭이 있다. 어려운 명칭이 끊임없이 나와서 마치 경을 외듯이 외워야 할 때가 많아 의대생들이 이 사실에 질색하고는 한다.

그러나 명칭을 잘 살펴보면 쉽고 명쾌하게 이해할 수 있다는 사실을 깨닫게 된다. 예를 들면 해부학에서는 등마루를 이루는 뼈를 척추라고 하며, 척추를 구성하는 뼈 하나하나를 추골(척추뼈)이라고 한다. 추골을 위에서 살펴봤을 때 앞쪽에는 추골의 몸통인 추체(척추뼈몸통)가 있으며, 뒤쪽에는 아치형으로 생긴 뼈인 추궁(척추뼈고리)이 있다. 언뜻 보기에는 굉장히 외우기 어려워 보이지만, 추골의 몸통을 이루고 있으므로 추체(椎體), 추골에 있는 활 모양의 뼈이므로 추궁(椎弓)이라고 부르는 것이다.

그러면 이쯤에서 한 가지 질문을 던져보고 싶다. 그렇다면 추궁의 옆에 있는 돌기를 뭐라고 부를까? 앞선 용어처럼 추궁에 있는 돌기니까 추돌기일까? 아쉽게도 정답은 추궁 옆에 가로 방향으로 나 있는 돌기이므로 횡돌기(가로돌기)라고 부른다. 그리고 추궁 뒤쪽에 가시처럼 튀어나와 있는 돌기는 극돌기(가시돌기)라고 부르며, 추체와 추궁으로 둘러싸인 큰 구멍을 추공(椎孔, 척추뼈구멍)이라고 부른다.

이렇듯 해부학 용어는 보이는 대로 이름을 붙인 것이 많은데, 이는 대부분 라틴어나 그리스어 등을 직역한 사례가 많다. 그러나 일부러 다르게 번역하는 부위도 종종 있다. 예를 들면 접형골이라는 머리뼈는 라틴어를 그대로 번역하면 '쐐기 모양의 뼈'를 의미한다. 그런데 라틴어에서는 발에도 있는 '쐐기 모양의 뼈'와 구분하고자 철자를 다르게 표기한다. 하지만 원어를 그대로 번역하면 모두 쐐기 모양의 뼈가 되므로 구분해서 번역했다. 그렇게 하지 않으면 머리와 발 중 어디에 있는 뼈인지 알지 못해 오해가 발생할 우려가 있었기 때문이다.

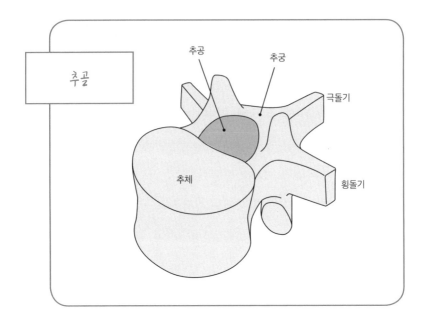

추골

추공

추궁

극돌기

횡돌기

추체

그래서 머리 쪽 뼈는 나비가 날개를 펼친 형태로 보이므로 접형골(蝶形骨, 나비뼈)이라 부르고, 발 쪽 뼈는 말 그대로 쐐기 모양의 뼈라는 뜻으로 설상골(楔狀骨, 쐐기뼈)이라고 불러서 구별한다. (접형골은 원래 말벌 모양이라는 뜻이다. 그런데 오래전 서양에서 책을 필사하는 과정에서 실수로 인해 쐐기 모양이라는 뜻으로 굳어졌다고 한다. 일본 학자들은 이 뼈의 모양이 쐐기와는 전혀 다르므로 나비 모양이라는 뜻의 '접형골'을 해부학 용어로 결정했고 한국 학자들은 '나비뼈'라고 정했다.-감수자 주)

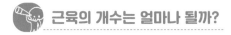

근육의 개수는 얼마나 될까?

성인의 뼈 개수는 206개다. 그렇다면 근육의 개수는 총 몇 개일까? 400개라고 하는 사람이 있는가 하면, 800개라고 하는 사람도 있다. 근육도 뼈처럼 명칭이 하나하나 다 정해져 있으니 누가 세어보아도 그 개수가 같아야 하지만, 근육의 개수는 어떻게 세느냐에 따라 달라지기에 그 의견이 좀처럼 일치하지 않는다.

이에 해당하는 부위가 바로 등에 있는 근육이다. 추골과 추골 사이를 잇는 근육에는 일일이 명칭이 붙어 있지 않다. 아래쪽 횡돌기에서 위쪽 극돌기까지 사선으로 이어진 근육이 경계 없이 척추를 따라 쭉 연결돼 있으므로 이를 일일이 다른 근육으로 봐야 할지, 아니면 모두 하나의 근육으로 봐야 할지 판단이 서지 않기 때문이다.

그래서 어쩔 수 없이 통틀어서 부른다. 그중에서 추골 한두 개를 잇는 비교적 짧은 근육은 회선근(回旋筋, 돌림근), 추골 두서너 개를 잇는 근육은 다열근(多裂筋, 뭇갈래근), 추골 네 개에서 여섯 개를 잇는 근육은 반극근(半棘筋, 반가시근)이라고 나누어서 부른다.

또 손에도 여러 개의 골간근(骨間筋, 뼈사이근, 손등 안에 있는 손가락뼈 사이를 이어주며 손가락 사이를 벌리고 오므리는 데 사용하는 근육)과 충양근(蟲樣筋, 벌레근, 손등 안에 있는 손가락뼈 사이를 이어주며 손가락을 곧게 편 상태에서 손허리뼈와 손가락뼈 사이를 굽히는 데 사용하는

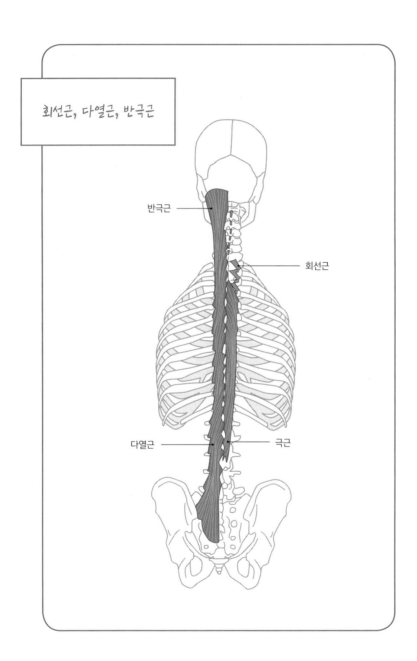

회선근, 다열근, 반극근

반극근

회선근

다열근

극근

근육)이라는 근육이 있는데, '검지와 중지 사이에 붙어 있는 골간근' 또는 '중지와 약지에 붙어 있는 충양근'으로 구별한다. 이렇게 여러 개의 근육을 하나의 이름으로 통합해서 부르면 근육의 총 개수가 줄어들 수밖에 없는 것이다.

따라서 근육의 개수는 뼈와 달리 정확히 말하기 힘들다.

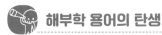 해부학 용어의 탄생

근육에 어떤 이름을 붙일지는 예전부터 큰 문제였다. 붙여야 할 근육 명칭의 개수가 워낙 많아서, 이름을 어떻게 붙여야 할지 대대로 고민에 고민을 거듭해왔다.

세계에서 현존하는 가장 오래된 해부학 서적은 2세기에 갈레노스가 쓴 책이지만, 갈레노스는 씹는 근육이라는 뜻을 지닌 교근(咬筋, 깨물근) 같은 일부 근육을 제외하고는 원칙적으로 근육에 이름을 붙이지 않았다. 특히 손발의 근육은 '팔꿈치를 움직이는 몇 번째 근육'처럼 번호를 붙여서 불렀다. 더구나 당시에는 그림 없이 문장으로만 묘사하였기에 그 내용을 자세히 읽으면서 해부학을 공부한 사람은 첫 번째 근육은 어떤 근육이고 두 번째 근육은 어떤 근육인지 알 수 있었지만, 해부 지식이 없는 사람은 좀처럼 내용을 쉽게 이해하지 못했다.

그래서 16세기에 베살리우스가 갈레노스의 해부학 서적에 삽화를 넣어 《파브리카》를 쓰게 된 것이다. 이 책에는 근육도 그림으로 묘사해서 '이 근육이 손목을 움직이는 몇 번째 근육'인지를 그림으로 확인할 수 있었다. 이 부분이 가장 크게 개선된 점이지만, 베살리우스도 근육은 번호로 묘사했을 뿐 특별한 명칭을 붙이지는 않았다.

해부도라는 공통된 플랫폼이 생기면서 이를 바탕으로 어떤 근육인지, 몇 번째 근육이 손목을 움직이는지를 보편적으로 이해할 수 있게 되었다. 그러나 그림이 조금만 달라져도 내용이 잘 전달되지 않았다. 이런 문제가 발생하면서 근육에 이름을 붙여야겠다고 생각하는 사람들이 나타나기 시작했다.

처음으로 근육에 별도의 명칭을 붙인 사람은 베살리우스(당시 16세기)였다. 그리고 17세기에 접어들면서 바우힌(Gaspard Bauhin)이 《해부 극장(Theatrum anatomicum)》이라는 책을 썼다. 그 책은 현재 교과서 형식으로 '손목을 구부리는 위쪽 근육', '손목을 구부리는 아래쪽 근육', '손목을 펴는 위쪽 근육', '손목을 펴는 아래쪽 근육'처럼 손목을 움직이는 상황만으로 이름을 붙였다. 또 근육의 형태를 보고 용어를 만들어내기도 했다. 예를 들면 세모꼴로 생긴 근육은 세모근, 마치 머리가 둘로 나뉜 것처럼 보이는 근육은 이두근(二頭筋, 두갈래근)이라고 이름을 붙였다.

이로써 명칭이 어느 정도 정리된 듯 보였지만, 이후 많은 사람이 해부를 연구하고 교과서를 쓰게 되면서 자기들이 좋아하는 명칭을 멋대로 붙여서 큰 혼란이 일어나기도 했다. 앞서 소개했던 손목을 움직이는 근육을 다시 예로 들어보자. '손목을 구부리는 위쪽 근육'처럼 방향을 가리키는 명칭을 쓰니까 손바닥을 위쪽이나 아래쪽, 옆쪽을 향하게 해서 방향이 달라졌을 때 가리키고자 하는 근육이 정확히 무엇인지 알 수 없게 된다.

이렇게 중구난방이었던 근육 명칭에 공통 명칭이 붙은 것은 1895년 바젤에서 열렸던 해부학 학회에서였다. 이때 독일의 해부학자들을 중심으로 최초의 해부학 용어가 만들어졌다. 이를 통해 다양한 언어로 사용되었던 용어가 라틴어라는 한 가지 언어의 용어로 통일되었으며, 이제 어느 근육인지 또는 어떤 구조인지 모두 쉽게 이해할 수 있게 되었다. 이런 배경을 알고 나면 통일된 해부학 용어가 얼마나 고마운 존재인지 확실히 깨달을 수 있을 것이다.

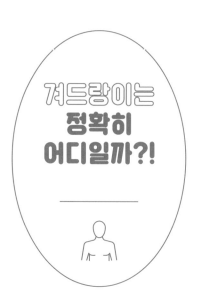

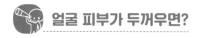
얼굴 피부가 두꺼우면?

해부 실습을 진행하는 방식은 대학마다 차이가 있는데, 준텐도의대에서 시신에 처음으로 메스를 대는 부위는 목이다. 메스로 목 한가운데를 가로로 절개한다. 그리고 상하좌우의 피부를 핀셋으로 잡아서 메스로 피부를 벗겨나가기 시작한다.

목 피부는 가슴과 배보다 피하지방이 적고 얇아서, 힘을 세게 주면 그 밑에 있는 조직까지 찢어질 수 있으니 주의해야 한다. 신중히 메스로 피부를 벗겨내면 바로 밑에 근육이 보이기 시

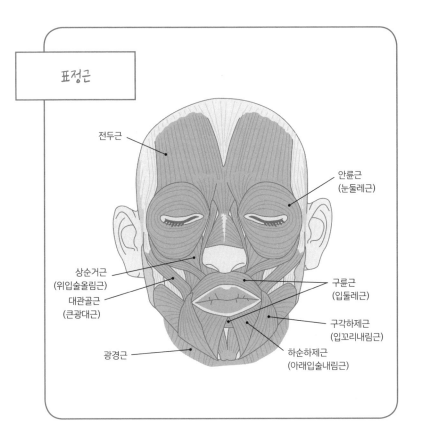

표정근

전두근

안륜근
(눈둘레근)

상순거근
(위입술올림근)

대관골근
(큰광대근)

구륜근
(입둘레근)

구각하제근
(입꼬리내림근)

광경근

하순하제근
(아래입술내림근)

작한다. 이는 광경근(넓은목근)이라는 근육으로 너무 얇아서 근육처럼 보이지는 않는데, 얼굴 피부 아래쪽에 있는 표정근(표정근육)들과 굉장히 비슷한 근육이다. 입을 있는 힘껏 벌리면 목에 수직 방향으로 근육이 튀어나오니 직접 만져서 확인해보기 바란다.

이 광경근과 표정근은 보통 근육과는 조금 다르다. 일반적으로 근육이라고 칭하는 부위는 골격근(뼈대근육)이다. 말 그대로 근육의 양쪽 끝부분이 골격에 붙어 있어서, 이 근육이 수축하면 골격이 움직인다. 따라서 몸을 움직일 수 있다. 그러나 광경근과 표정근은 피부에 붙어 있는 피근(皮筋)이므로, 이들 근육이 움직여도 골격은 움직이지 않는다.

대신에 이 두 근육이 움직이면 피부가 움직인다. 특히 표정근은 피부를 움직여서 웃거나 화내는 등 다채로운 표정을 짓게 할 수 있다. 따라서 만약에 얼굴 피부가 너무 두껍다면, 표정근이 피부를 움직일 수 없게 되어, 표정근은 아무짝에도 쓸모없는 근육이 되어버릴 수 있다.

이렇게 피부를 움직일 수 있는 근육은 광경근과 표정근 외에 한 군데 더 있다. 이는 새끼손가락에 있는 단장근(短掌筋, 짧은손바닥근)이라는 근육이다. 손바닥을 있는 힘껏 펼쳤을 때 새끼손가락 쪽에 주름이 잡히는데, 이 주름을 만드는 근육이 새끼손가락 뿌리 부분에 있다. 결국 인간의 몸에는 골격을 움직이지 않고 피부를 움직이는 근육이 얼굴, 목, 손 이렇게 세 군데에 있다는 뜻이다.

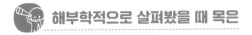

얇은 광경근을 조심스럽게 제거해내면 큰 근육이 보이기 시작한다. 이는 흉쇄유돌근(胸鎖乳突筋, 목빗근)으로 학생들이 실습하면서 처음으로 접하는 큰 근육이다. 명칭이 독특해서 인상에 잘 남아 학생들이 잘 외우는 근육이기도 하다. 의미는 매우 단순한데 흉쇄, 즉 흉골과 쇄골에서 유돌, 즉 측두골(側頭骨, 관자뼈)의 유양돌기(乳樣突起, 꼭지돌기, 유방 모양의 돌기)까지 이어진 근육이다.

상완이두근(上腕二頭筋, 위팔두갈래근)이나 대퇴이두근(大腿二頭筋, 넙다리두갈래근)처럼 근육이 마치 머리가 둘로 나뉜 것처럼 보여서 이두근(두갈래근)이라고 부르는데, 끝부분이 흉골두(胸骨頭)와 쇄골두(鎖骨頭)라는 부위로 나뉜다. 흉쇄유돌근은 고개를 기울이거나 돌리는 기능을 한다. 머리를 기울일 수 있게 하므로, 독일어에서는 '코프 니커(Kopf·nicker, 고개를 끄덕이는 근육)'라는 애칭으로 불리기도 한다.

이 흉쇄유돌근은 종종 굳어서 단단해질 때가 있다. 이는 특히 아기들에게 자주 목격되는 증상이다. 아이가 태어날 때 목이 늘어나면서 흉쇄유돌근이 끊어져 손상 부분이 섬유화하고 단단해져서 목이 움직이지 않게 된다. 이를 기운목이라고 부른다.

목은 머리를 받쳐주는 근원이자 몸통과 머리를 잇는 중요한 통로다. 흉쇄유돌근 아래를 절개해서 위로 들어 올리면 목의 본체

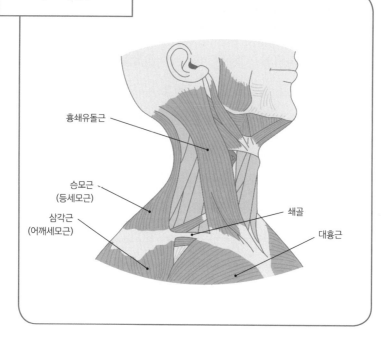

흉쇄유돌근

흉쇄유돌근

승모근
(등세모근)

삼각근
(어깨세모근)

쇄골

대흉근

에 해당하는 구조가 보이기 시작한다. 가장 먼저 머리로 혈액을 보내는 총경동맥(온목동맥)과 내경동맥(속목동맥)이라는 두꺼운 혈관이 보인다. 한번 목 옆면에 손가락을 대보기 바란다. 박동이 느껴지는 부위가 바로 총경동맥이다. 이 동맥을 강하게 압박하면 뇌로 가는 혈류가 막혀 정신을 잃을 수 있다.

보통 동맥은 외부에서 받은 충격으로 손상되지 않도록 몸 깊숙한 곳을 지나갈 때가 많아 대부분은 피부 겉쪽에서 만져볼 수 없지만, 이 총경동맥은 피부와 가까운 쪽에 있어서 만져볼 수 있다. 이외에도 손목이나 허벅지 등 피부 겉쪽에서 동맥을 만질 수 있는 부위가 몇 군데 있는데, 이렇게 만질 수 있는 동맥들은 대체로 관절 근처에 우묵하게 들어간 부분에 있다. 우묵하게 들어간 부분은 외부에서 오는 충격을 받을 위험성이 적기 때문으로 추측된다.

총경동맥의 '총(總)'이라는 글자는 공통된 것이라는 의미를 내포한다. 또 '총'이라는 글자가 붙은 부위는 결국 어딘가에서 나뉜다는 뜻도 내포한다. 예를 들면 총경동맥은 외경동맥(바깥목동맥)과 내경동맥으로 나뉜다. 외경동맥은 머리의 바깥쪽, 즉 얼굴로 뻗어 있고 내경동맥은 머리의 안쪽, 즉 뇌로 뻗어 있다.

목에는 혈관 외에도 코로 들어와서 가슴으로 지나가는 통로로 공기가 드나드는 기도와 음식물이 들어가는 식도 그리고 뇌에서 몸통으로 이어진 신경이 있다. 또 목에서 팔까지 이어져서 통로 구실을 하는 혈관과 신경도 있다. 피부가 얇은 목보다 적당히 피하지방이 있는 팔부터 해부하기 시작하면 학생들이 쉽게 해나갈 수 있다. 하지만 팔부터 해부를 시작하면 목에서 팔로 이어진 혈관과 신경의 뿌리 부분을 볼 수 없게 된다. 그래서 이 뿌리 부분을 관찰하고 싶다면 목에서 팔로 가는 혈관과 신경을 따라가면서 해부해야 한다.

정확한 위치를 파악하기 어려운 겨드랑이

사람들은 평소에 겨드랑이를 크게 신경 쓰지 않지만, 사실 아주 중요한 부위다. 정식 명칭은 액와(腋窩, 겨드랑)로 목의 뿌리 부분에서 팔로 가는 동맥과 정맥, 신경의 통로 역할을 한다.

액와는 몸 앞쪽 근육인 대흉근과 뒤쪽 근육인 광배근(廣背筋, 넓은등근) 사이에 우묵하게 들어간 부위에 있다. 이렇게 들어간 부위는 의외로 해부하려면 복잡하다. 왜냐하면 틈새나 우묵하게 들어간 부위는 주변 근육에 둘러싸여서 생기는 공간이므로, 그 부위를 보려고 근육을 제거하다 보면 오히려 그 부위가 사라져 우묵했었다는 사실을 알 수 없게 되기 때문이다.

그래서 액와를 해부하려면 가장 먼저 흉부의 피부를 벗겨냈을 때 보이는 대흉근이라는 큰 근육을 가위로 잘라내야 한다. 메스로 절개하면 아래쪽 조직까지 잘릴 위험이 있기 때문이다. 대흉근의 가슴 쪽 끝부분을 가위로 잘라서 뒤집어준다. 그렇게 하면 액와가 잘 보이고, 대흉근 아래에 숨겨진 소흉근(작은가슴근)까지 볼 수 있다. 이 소흉근도 가위로 자르고 쇄골도 톱으로 자르면 팔로 향하는 큰 동맥(액와동맥)과 정맥(액와정맥), 거기에 얽힌 신경 다발의 모습을 볼 수 있다. 액와동맥(腋窩動脈, 겨드랑동맥)과 액와정맥(腋窩靜脈, 겨드랑정맥)은 팔에 진입하자마자 상완동맥(上腕動脈, 위팔동맥)과 상완정맥(上腕靜脈, 위팔정맥)으로 이름

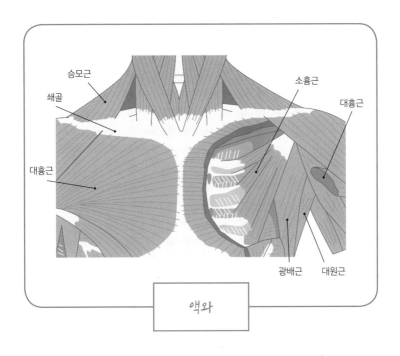

승모근

쇄골

대흉근

소흉근

대흉근

광배근   대원근

액와

이 바뀐다.

 또 액와에는 많은 림프절이 모여 있는 모습을 볼 수 있다. 액와는 유방암일 때 주목을 많이 받는데, 그 이유는 이 부위에 림프절이 있기 때문이다. 유선(젖샘)에서 나온 림프관의 절반 이상이 바깥쪽을 향해 가다가 액와로 들어간다. 그곳에서 림프액이 나오므로, 유방에 암이 발생하면 액와의 림프절에 쉽게 전이된다. 그래서 이 부위에 암세포가 얼마나 있는지 확인하는 일이 매우 중요하다.

이렇듯 액와는 매우 중요한 부위지만, 주변 근육을 제거해버리면 경계가 사라진다. 그래서 결국 액와가 어떻게 생겼는지는 해부하는 도중에도 파악하기 어렵다.

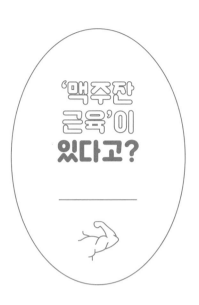

 ## 근육의 머리와 꼬리

팔꿈치의 주요 임무는 팔을 굽히거나 펴는 일이다. 그러나 팔꿈치를 굽히는 데는 다양한 방법이 있으며, 그때마다 사용하는 근육도 달라진다. 우리가 흔히 알통이 생기는 운동을 할 때는 위팔(상완) 앞면에 있는 상완이두근이라는 큰 근육을 사용한다. 이 상완이두근은 장두(長頭, 긴갈래)와 단두(短頭, 짧은갈래)라는 두 개의 머리로 나뉘어서 이두근이라고 부른다. 상완삼두근(上腕三頭筋, 위팔세갈래)은 위팔 뒷면에 있는 근육으로, 세 개의 머리로 나뉘어서 삼두근(세갈래근)이라는 명칭이 붙여졌다.

근육에 머리라는 표현을 쓰는 게 어색하게 들리지만, 해부학에서는 근육에서 신체 중심에 가까운 곳을 시작 부분, 먼 곳을 끝부분으로 인식한다. 그 시작 부분에 가까운 근육을 머리, 끝부분에 가까운 근육을 꼬리, 가운데 부분을 배(힘살)라고 부른다.

알통이 생기는 운동을 할 때는 팔꿈치와 손목을 동시에 안쪽으로 굽혀서 손바닥이 몸 쪽을 향하도록 하는 회외(回外, 뒤침, 손바닥이 윗면을 향하게 하는 운동)라는 움직임을 수행한다. 그러니까 상완이두근은 팔꿈치를 굽히는 소임과 아래팔(전완)이 회외를 하게 하는 소임을 동시에 맡을 수 있다.

팔꿈치를 굽힐 때 손바닥이 항상 몸 쪽을 향하지는 않는다. 예를 들면 무거운 맥주잔을 오른손으로 들 때는 손바닥이 왼쪽 옆면을 바라본다. 이때는 상완이두근이 아니라 아래팔의 위쪽 근육이 단단해진다. 이 부위가 바로 완요골근(腕橈骨筋)이라는 근육이다.

이 근육은 분류상 전완근(前腕筋, 아래팔근육)에 해당하는데, 상완골(上腕骨, 위팔뼈, 어깨부터 팔꿈치까지 이어진 긴 뼈)에서 시작해서 팔꿈치 관절을 넘어 요골(橈骨, 노뼈, 손바닥을 앞으로 향한 자세에서 아래팔에 있는 두 뼈 가운데 바깥쪽의 뼈를 말한다. 두 뼈 가운데 안쪽에 있는 뼈는 척골(尺骨) 또는 자뼈라고 한다.) 아래쪽에서 끝난다. 따라서 팔꿈치를 굽히는 데 회외나 회내(엎침, 손바닥이 아랫면을 향하게 하는 운동)와 같은 움직임이 있어야 한다. 하지만 완요골근이 힘을 가장 많이 발휘하는 순간은 회외도 회내도 아닌 그 중간에 해당하는 움직임이 있을 때다. 바로 맥주잔을 드는 동작을 할 때다. 그래서 해당 부위를 '맥주잔 근육'이라고 알려주곤 한다.

신경을 압박하는 팔베개

팔을 해부할 때는 근육을 하나하나 확인해가면서 혈관과 신경이 어떻게 겨드랑이를 지나는지 그 경로를 더듬어나간다. 상지는 어깨부터 팔꿈치나 손목처럼 관절이 구부러지는 부위가 몸의 바깥쪽을 향하고 있으므로, 혈관과 신경도 이 관절이 구부러지는 안쪽 부위를 지나간다. 그러나 손에서 팔꿈치 전까지 일자로 쭉 바깥쪽을 지나가다가 뒤쪽으로 돌아 들어가는 혈관과 신경도 있다. 그 신경은 바로 요골신경(노신경)과 척골신경(자신경)이다.

상완골의 뒤쪽에는 요골신경구(노신경고랑)라고 불리는 고랑이 있는데, 바로 요골신경이 이 고랑을 통과한다. 팔베개를 한 채로 잠자리에 들었을 때 손이 저린 이유는 머리의 무게가 이 신경을 압박하기 때문이다. 마찬가지로 상완골의 뒷면 아래쪽에도 척골신경구(자신경고랑)가 있는데, 척골신경이 이 고랑을 통과한다. 팔꿈치 바깥쪽을 눌렀을 때 저리는 느낌이 나는 부위가 바로 이 척골신경구다. 엎드린 상태에서 팔꿈치를 세워서 책 등을 읽으면 아래팔이 저리는 이유가 바로 이 신경 때문이다.

이 두 신경은 손상되기 쉽다. 왜냐하면 아무리 신경이 통과하는 통로라도 뼈 주변을 지나는 부위는 약점이 되기 쉽기 때문이다.

손가락 골격보다 짧은 손가락?

골격 그림을 보다 보면 실제 자기 손가락보다 더 길어 보이고 괜히 멋있어 보이기도 한다. 여기에는 이유가 있다. 골격 그림을 자세히 살펴보면 손등으로 보이는 작은 뼈가 모여 있는 끝부분에 엄지손가락을 제외한 기다란 손가락뼈 네 개가 이어져 있는데, 피부 겉쪽에서 보이는 손가락보다 관절이 하나 더 많다는 사실을 알 수 있다. 여기에 작은 뼈가 모여 있는 곳 바로 위쪽의 길고 가느다란 뼈를 중수골(中手骨, 손허리뼈)이라고 한다. 사실 이는 손등을 이루는 뼈에 해당하지만, 골격 그림에서는 마치 손가락뼈처럼 보여서 손가락이 길고 멋있어 보이는 것이다.

또 자세히 보면 손가락 뿌리의 관절 위치가 겉에서 보이는 손가락의 뿌리 위치와 일치하지 않는다. 골격 그림에서는 관절이 겉에서 보이는 손가락보다 1~2센티미터 아래쪽에서 시작한다.

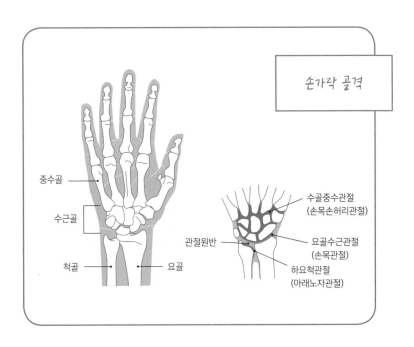

손가락 골격

중수골

수근골

척골　　　　요골

관절원반

수골중수관절
(손목손허리관절)

요골수근관절
(손목관절)

하요척관절
(아래노자관절)

즉 피부 위로 보이는 손가락의 뿌리는 실제 관절의 시작점과 다
르다는 뜻이다. 따라서 골격 그림에서 보이는 것보다 손가락이
상당히 짧아 보이는 것이다.

　엄지손가락을 제외한 네 손가락에는 손가락 뿌리, 손가락 중
간, 손끝 등 세 군데(손가락뼈를 이루는 첫마디뼈, 중간마디뼈, 끝마디뼈
의 시작점을 가리킨다.)에 관절이 있다. 이 세 관절은 손가락을 구부
리거나 펴는 기능을 하며, 그중에서 손가락 뿌리의 관절은 손가
락 사이를 벌리거나 모으는 임무도 수행한다.

그러면 손가락을 움직이는 근육은 어디에 붙어 있을까? 사실이 근육은 두 군데로 나뉘어 있다. 손가락은 구부리지 않고 손가락 뿌리만 힘을 주어 구부려 보길 바란다. 그리고 반대쪽 손으로 손가락을 만져 보면 손가락 그 어디에도 알통처럼 튀어나온 부분이 없을 것이다. 이번에는 손가락을 구부려서 주먹을 쥐어 보길 바란다. 그러면 전완근이 단단해질 것이다.

손가락을 움직이는 근육은 손바닥에 하나가 있고 손목과 팔꿈치 사이, 즉 아래팔에 또 다른 하나가 있기 때문이다. 손가락을 편 채로 손가락 뿌리 부분을 구부리고 펴는 동작은 주로 손가락 뿌리의 관절(손허리손가락관절)을 움직이고, 손바닥 근육을 사용하므로 알통은 생기지 않는다. 이와 달리 손가락을 구부려서 주먹을 만들 때는 손가락의 관절(손가락뼈사이관절)을 움직이고, 손가락에서 떨어져 있는 전완근부터 손가락뼈까지 길게 이어진 힘줄을 움직인다.

아래팔의 바깥쪽 면에는 네 손가락을 구부리는 천지굴근(淺指屈筋, 얕은손가락굽힘근)과 심지굴근(深指屈筋, 깊은손가락굽힘근)이라는 근육이 두 층으로 분리되어 붙어 있다. 천지굴근의 힘줄은 손가락에서 두 갈래로 나뉘는데, 그 틈으로 심지굴근의 힘줄이 통과하면서 입체로 교차하여 손끝까지 이어진다. 사실 굉장히 훌륭하고 아름다운 부위여서, 해부를 실습할 때 반드시 학생들에게 관찰하게 하는데, 모두 이 부위를 보고 감동하고는 한다.

손에 있는 근육과 전완근은 공통으로 손가락을 움직이는 기능을 하며, 손의 근육은 손가락 사이를 벌리거나 모으는 기능도 한다. 중수골과 중수골 사이에는 골간근이라는 근육이 있는데, 이 근육은 손바닥 쪽 골간근(바닥쪽뼈사이근)과 손등 쪽 골간근(등쪽뼈사이근) 등 두 개 층으로 나뉜다. 손가락 사이를 벌릴 때는 손등 쪽 골간근을, 모을 때는 손바닥 쪽 골간근을 사용한다.

호사스러운 엄지손가락 근육

손가락을 해부할 때는 손가락의 피부를 하나씩 벗겨내야 하므로 작업하기가 상당히 힘들다. 특히 손바닥은 피부가 두꺼워서 학생들이 난항을 겪는다.

엄지손가락은 자주 움직이는 손가락이라서 근육도 독특하다. 손바닥 쪽 엄지손가락 뿌리 주변을 살펴보면 약간 부풀어 있는 모습을 볼 수 있다. 이 부위를 모지구(母指球, 엄지두덩)라고 하며, 여기에 엄지손가락을 움직이는 네 개의 근육이 모여 있다.

아래팔의 앞면에는 엄지손가락을 구부리는 근육 하나, 뒷면에는 엄지손가락을 펴는 근육 세 개가 있다. 이 세 근육의 힘줄은 피부 겉쪽에서 봤을 때도 손목 주변에서 확인할 수 있다.

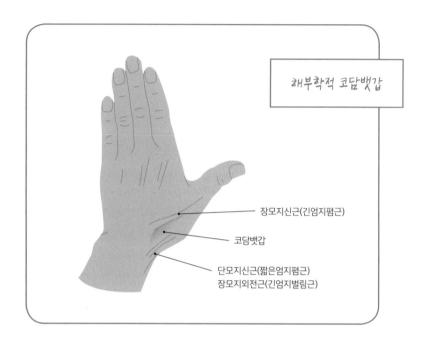

해부학적 코담뱃갑

장모지신근(긴엄지폄근)

코담뱃갑

단모지신근(짧은엄지폄근)
장모지외전근(긴엄지벌림근)

　엄지손가락을 한번 있는 힘껏 벌리면 손등의 엄지손가락 뿌리 부분에 힘줄 두 개가 튀어나와서 그 사이가 우묵하게 들어가는 모습을 확인할 수 있다. 이 부분을 해부학적 코담뱃갑이라고 부른다. 이 독특한 명칭은 코담뱃갑을 뜻하는 타바치에르(tabatière)라는 프랑스어에서 따온 말이다. 옛날 사람들은 담배를 피울 때 담뱃갑이라는 도구를 사용했는데, 그 형태가 이 우묵하게 들어간 부분과 닮아서 이런 이름으로 부르게 되었다고 한다.

　엄지손가락을 움직일 때만 사용하는 근육은 모지구에 있는 근육 네 개에다가 아래팔에 네 개가 더 있어서, 총 여덟 개나 되는 호사스러운 구조로 이루어져 있다. 인간이 자유자재로 손을 이용할 수 있는 이유는 엄지손가락만 움직이는 데 사용하는 근육이 이렇게 특별한 구조로 구성되어 있기 때문이다.

섬세한 구조의 우리 손

손은 물건을 집을 때처럼 복잡한 움직임을 처리할 수 있도록 스물일곱 개의 작은 뼈로 구성되어 있다. 이 뼈들이 흩어지지 않도록 관절을 이어주는 기능을 하는 것이 바로 인대다. 그리고 각 손가락의 근육 끝에는 힘줄이 붙어 있고, 이 힘줄 다발은 손목 주변에서 건초(힘줄집)로 둘러싸여 있다.

손가락의 힘줄을 따라가 보면 아래팔까지 가늘고 긴 힘줄이 약 30센티미터 길이로 이어진다는 사실을 확인할 수 있다. 이렇게 힘줄이 길면 주변 인체 부위에 스쳐서 상처가 생길 우려가 있다. 그래서 얇은 벽으로 이루어진 물주머니가 힘줄 주변을 감싸서 보호해준다. 이렇게 물주머니로 감싸여 있으면 힘줄이 움직일 때도 완충재 구실을 해서 힘줄에 상처가 나지 않는다.

이 물주머니를 활액초(윤활집)라고 부르며, 그 주변은 단단한 결합조직으로 둘러싸여 있다. 이 활액초와 그 주변의 단단한 결합조직 전체를 건초라고 부른다. 안타깝게도 해부할 때는 외부에 있는 섬유초는 볼 수 있지만, 내부에 있는 활액초는 보기가 어렵다. 언제 손상되었는지 알 수 없을 정도로 피막이 파괴되어 힘줄이 바로 보일 때가 많기 때문이다. 단 힘줄을 관찰하다 보면 표면이 미끈미끈하고 묘하게 부드러워서, 힘줄이 물주머니에 둘러싸여 있었다는 사실은 확인할 수 있다. 이처럼 활액초는 쉽게 손상되어 확인하기 어려울 정도로 섬세한 조직이다.

그래서 손에 상처가 생기거나 손으로 무언가를 두드리는 작업을 오래 하면, 이 힘줄을 감싸는 활액초에 염증이 일어나서 통증 때문에 움직이기 힘들게 되기도 한다. 이 증상이 바로 건초염(힘줄윤활막염)이다. 내부에 있는 물주머니인 활액초는 막이 얇아서 그대로 두어도 나을 때가 많으며, 외부는 단단한 섬유초로 이루어졌으므로 상처가 나지 않으면 손상될 일은 없다.

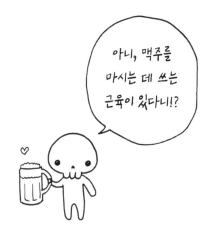

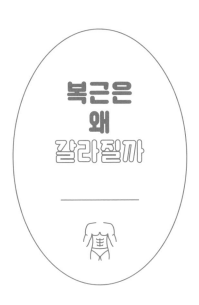

 ## 근육 한가운데를 가로지르는 힘줄

복부의 피부를 벗겨내면 옆쪽에는 근육이 보이지만, 한가운데는 하얀 막으로 뒤덮여서 근육이 보이지 않는다. 이는 복직근초(腹直筋鞘, 배곧은근집)라는 주머니 형태의 단단한 결합조직이 복직근(腹直筋, 배곧은근)을 둘러싸고 있기 때문이다. 가위로 이 복직근초를 수직 방향으로 절개하면, 위아래로 길게 이어진 복직근이 보인다.

복직근 중간에는 하얀 줄무늬처럼 생긴 힘줄 서너 개가 수평

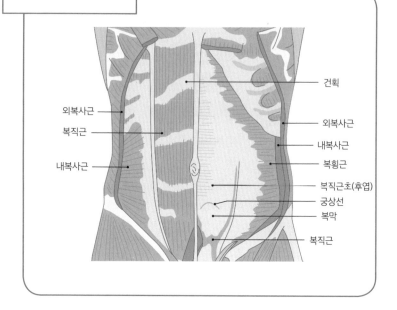

복직근

- 건획
- 외복사근
- 복직근
- 내복사근
- 외복사근
- 내복사근
- 복횡근
- 복직근초(후엽)
- 궁상선
- 복막
- 복직근

방향으로 가로지른다. 이 조직을 건획(腱劃, 나눔힘줄)이라 하며, 사람들이 흔히 "복근이 갈라졌다." 또는 "식스팩이 생겼다"라고 말하는 부분이 이에 해당한다. 건획 때문에 복직근이 나누어지므로 근육을 단련하면 피부 겉쪽에서 봤을 때는 마치 근육이 갈라진 것처럼 보인다.

이처럼 힘줄이 힘살 사이에 있는 부위는 이밖에도 세 군데가 더 있다. 하나는 악이복근(顎二腹筋, 두힘살근)이라는 턱에 있는 근육이다. 이 근육은 가운데에 걸린 설골(舌骨, 목뿔뼈)을 기준으로 전복(前腹, 앞힘살)과 후복(後腹, 뒤힘살)으로 나뉘는 특수한 구조를 이룬다. 원래는 둘로 나뉘던 근육이 붙으면서 설골 부분에 중간 힘줄이 고정되어, 마치 곡선을 그리듯이 근육이 이어진다. 또 하나는 견갑골에서 설골까지 이어진 근육에 있는 견갑설골근(肩胛舌骨筋, 어깨목뿔근)이라는 중간 힘줄이다. 마지막 하나는 좌골결절(坐骨結節, 궁둥뼈결절, 골반뼈의 일부)에서 비골(腓骨, 종아리뼈)까지 이어진 근육에 있는 반건양근(半腱樣筋, 반힘줄근)이라는 중간 힘줄이다.

그중에서도 커다란 복직근이 가장 인상적인데, 왜 힘줄이 근육 사이를 가로지르는지는 알려진 바가 없다. 다만 근육 섬유가 길면 그만큼 손상될 위험도가 높아져 외부에서 작용하는 힘에 약해진다. 그러나 이렇게 중간마다 힘줄이 있으면 움직임은 둔해지지만, 구조는 튼튼해져서 안전성이 높아진다.

절개하기 힘든 복막

복부는 근육이 외복사근(外腹斜筋, 배바깥빗), 내복사근(內腹斜筋, 배속빗), 복횡근(腹橫筋, 배가로근) 등 세 개의 층으로 이루어진다. 외복사근은 뒷면 윗부분에서 앞면 아랫부분으로 비스듬하게 사선으로 이어져 있다. 내복사근은 외복사근과 직각으로 교차하듯이 반대 방향으로 비스듬히, 복횡근은 거의 수평 방향으로 이어져 있다. 복부를 관찰하려면 이 근육들을 한 층씩 절개해야 한다.

복직근은 가위로 잘라서 위아래로 뒤집은 후 외복사근과 내복사근을 절개한다. 그렇게 하면 복직근 뒤쪽 구조가 보이기 시작한다. 그 부위에 복횡근의 힘줄이 막과 같은 모양으로 뻗어 있어 복직근의 뒷면, 즉 복직근초를 이룬다. 그러나 이 뒷면은 배꼽 아래 주변까지만 이어지며, 그 부위부터 아래쪽은 복횡근의 힘줄이 복직근 앞을 지나므로, 뒤쪽에는 단단한 힘줄이 없다. 배꼽 아래쪽에는 복막이 있고, 그보다 위쪽에는 복직근초가 있으며, 그 경계 부분은 활 모양의 선인 궁상선(弓狀線, 활꼴선)으로 이루어져 있다.

왜 이런 형태로 생겼는지는 알 수 없지만, 상당히 인상적인 부위이므로 19세기 교과서에는 이 내용이 꼭 실렸다. 그 교과서에는 '궁상선보다 위쪽에는 복횡근의 힘줄이 복직근 뒤쪽으로 휘감겨 있다. 그보다 더 아래쪽의 복막이 나와 있는 부분에서는 복횡근의 힘줄이 앞쪽을 지나가므로, 복직근 위쪽에는 복막밖에 없다.'라고 일부러 강조하기도 했다.

이렇게 복횡근을 관찰하고 절개한 다음 복직근 위쪽을 떼어내어 근육 전체를 들어 올린다. 복부 내장을 감싼 얇은 막이 보이기 시작한다. 이 막이 바로 복막이다. 본래는 근육만 제거해서 관찰해야 할 부위이지만, 굉장히 얇은 막이라서 안타깝게도 근육과 함께 복막까지 절개되는 일이 태반이며, 복막을 남기고 근육만 완벽히 제거하는 사례가 적다. 그래서 복막을 깔끔히 남길 수 있는 학생은 외과의로서 소질이 있다는 소리를 들을 정도다.

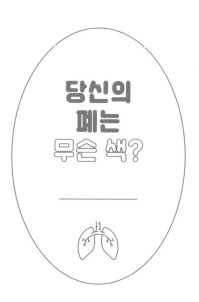

떠 있는 늑골

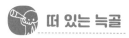

복부의 피부를 제거하고 나서 대흉근을 제거하면 늑골이 보이기 시작한다. 늑골은 등 쪽에서는 척추의 추골과 관절로 이어지며, 앞쪽에서는 가슴 한가운데에 있는 흉골과 연결되어, 마치 새장처럼 생긴 골격을 이룬다. 이를 흉곽이라 부르며 좌우에 열두 개의 늑골이 있다.

위쪽부터 일곱 번째까지 늑골은 흉골과 연결된다. 여덟 번째부터 열 번째는 그 위쪽 늑골들과 연결되어 있다. 열한 번째와

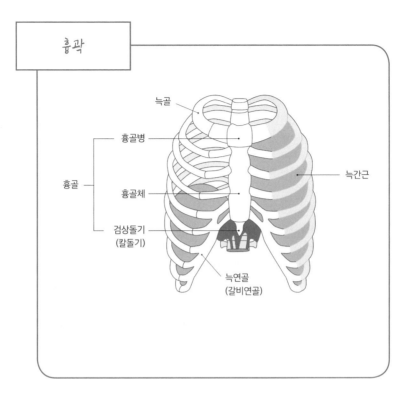

흉곽

늑골

흉골병

흉골

흉골체

검상돌기
(칼돌기)

늑간근

늑연골
(갈비연골)

열두 번째는 끝부분이 아무데도 연결되어 있지 않은 상태로 떠 있다. 왜 이 두 늑골만 뜬 상태로 있는지 그 이유는 아직 밝혀진 바가 없다. 이 또한 인체의 신비 중 하나다.

그리고 늑골과 늑골 사이를 잇는 부위에는 늑간근(肋間筋, 갈비사이근)이라는 근육이 있다. 늑간근은 2층 구조인데, 외부 근육은 뒷면 윗부분에서 앞면 아랫부분으로 비스듬히 이어지며, 내부 근육은 이와 직각으로 교차하듯이 뒷면 아랫부분에서 앞면 윗부분으로 이어진다. 따라서 외부 근육이 수축하면 늑골이 위쪽으로 올라가 흉곽이 넓어지고, 반대로 내부 근육이 수축하면 흉곽이 조금 작아진다.

폐는 스스로 팽창하는 힘을 갖추지 못했다. 흉곽의 내부에 달라붙어서 흉곽이 팽창하거나 수축하는 운동을 통해서 폐 속으로 공기를 빨아들이고 밖으로 내쉬며 호흡한다. 가슴과 배의 경계에는 횡격막(橫膈膜, 가로막)이라는 근육이 있는데, 이 횡격막과 늑간근이 호흡하는 데 관계한다.

흉곽 속을 관찰하려면 늑골을 떼어내야만 한다. 그러나 근육을 자르던 가위로는 자를 수 없으므로, 이때는 갈비뼈용 가위를 사용한다. 이 가위는 일반 가위보다 크기가 더 크고, 칼날이 휘어있다. 아래쪽 칼날을 늑골에 걸듯이 뼈 아래로 넣어주면 손쉽게 뼈를 자를 수 있다. 이 가위로 좌우 늑골 바로 옆쪽을 하나씩 잘라준다.

늑골을 자를 때는 늑간근에 가위를 넣어서 구멍을 낸 다음 뼈를 자르는 행동을 반복해준다. 아래쪽에 떠 있는 늑골 두 대는 끝부분이 어디에도 이어지지 않은 채 떠 있어서 특별히 자르지 않아도 괜찮으므로, 한쪽마다 늑골을 열 대씩만 잘라주면 된다. 모든 늑골을 자르고 나면 늑골에 붙어 있는 동맥과 정맥, 외복사근, 복직근 등의 조직을 없애가면서 위쪽부터 손을 넣어 힘껏 잡아당겨서 흉곽을 제거해준다.

그러나 시신의 상태에 따라 폐에 염증이 있어서, 폐가 늑골에 들러붙어 있거나 잘 떼어지지 않을 때도 많다. 그럴 때는 힘을 주어 신속히 떼어내야 한다. 마지막으로 흉곽을 들어내는 데 방해가 되는 부위는 바로 횡격막이다. 횡격막도 늑골에 들러붙어 있으므로, 그 부착된 부위를 가위로 잘라줘야 한다.

 ## 매끈매끈한 폐의 표면

흉곽을 제거하면 폐를 둘러싼 얇은 막이 보이기 시작한다. 이를 흉막(가슴막)이라고 한다. 흉막은 복막과 비슷한 막으로 예전에는 늑막이라고 불렀었다. 이 흉막도 안타깝게도 복막처럼 잘 찢어진다. 그래서 제대로 된 흉막을 보기도 전에 찢어져서 폐가 바로 보일 때가 많다.

흉막도 그냥 봤을 때 막이 있는지 알아챌 수 없을 정도로 매우 얇다. 그러니까 폐가 비쳐 보일 정도로 얇은 이 흉막을 확인하려면 폐의 표면을 살펴봐야 한다. 그 표면이 매끈매끈하다면 폐 위쪽에 막이 덮여 있다는 뜻이기 때문이다.

신체에는 세 종류의 매끈매끈한 막이 있다. 가장 커다란 막이 복막이며, 이어서 양쪽 폐를 감싸는 흉막, 마지막으로 심장을 감싸는 심막(心膜, 심장막)이 있다. 이 막들은 엄밀히 따지면 똑같은 종류의 막은 아니지만, 매끈매끈하고 얇아서 수분을 분비할 수 있다는 공통된 성질이 있다. 수분을 분비하면 막이 미끄러워져 둘러싼 장기가 움직여도 주변 장기와 마찰을 일으키지 않고, 쉽게 밀어내서 상처가 나지 않는다.

폐에 질병이 생겨서 사망하는 사람이 상당히 많은데, 그런 사람은 흉곽에 흉막이 들러붙어서 떼어낼 수 없을 때도 있다. 종종 폐 주변으로 액체가 흘러나와 고여 있을 때도 있다. 이 액체의 주성분은 혈액에서 나온 알부민(albumin) 등 혈장단백질이다. 또 피가 흘러나오거나 고름이 나와 있을 때도 있다.

폐를 살펴보면 우폐(오른허파)는 셋, 좌폐(왼허파)는 둘로 나뉜다. 이를 폐엽(허파엽)이라 부르는데 실제로 관찰해도 오른쪽 그림에 묘사된 것처럼 둘, 셋으로 나뉘어 있다. 이는 흉막이 폐엽의 틈새로 들어가서 경계를 명확히 보여주기 때문이다.

폐는 이렇게 나뉘어 있어야 원활히 움직일 수 있다. 그래야 그 사이에 있는 틈 덕분에 각기 다르게 움직일 수 있어서, 움직임의 제약이 줄어들기 때문이다. 폐가 팽창할 때 횡격막은 아래로 내려가므로, 폐는 원래 모양을 유지하면서 커지는 것이 아니라 전체적으로 수직 방향으로 늘어나면서 커진다. 따라서 이처럼 폐가 나뉘어 있기에 서로 겹치는 부분이 조금씩 어긋나면서 각각

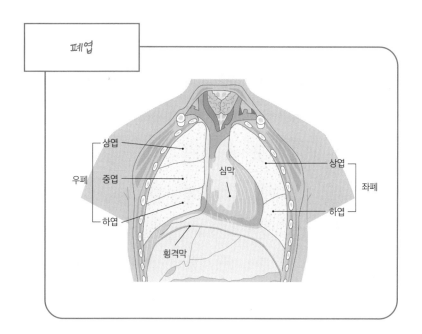

폐엽

상엽

우폐 중엽

하엽

심막

횡격막

상엽

좌폐

하엽

의 형태가 조금씩 변하는 것이다.

그러나 만약 이렇게 나뉘지 않고 한 덩어리로 뭉쳐 있으면, 폐의 전체 형태가 크게 변화하여 폐 조직에 변형이 일어날 우려가 있다. 폐는 이런 문제점을 잘 보완하고 폐의 형태를 잘 유지해줄 수 있는 매우 훌륭한 구조를 갖추었다고 볼 수 있다.

 ## 왼쪽 폐가 오른쪽 폐보다 작은 이유

학생들은 흉막을 벗기고 나서 폐가 노출되었을 때 폐의 색상을 보고 놀라고는 한다. 해부학 서적 등에서는 폐를 피부 색상에 가깝게 묘사하지만, 실제 눈으로 목격한 폐는 예상과 달리 거뭇거뭇하기 때문이다. 이는 오랫동안 흡입해온 공기 속 매연 등이 폐에 쌓여와서 그렇다. 설령 공기가 깨끗한 환경에서 살았던 사람이라도 예외가 될 수 없다.

폐의 표면을 관찰한 뒤에 폐를 끄집어내는데 우선 바깥쪽에 손을 넣어서 폐를 띄워준다. 그 다음 안쪽에 손을 넣어 들어 올리면 좌우 폐의 한가운데에 폐의 출입구에 해당하는 동맥과 정맥, 기관지가 연결된 부분이 보인다. 이 연결 부분만 남기고 가위로 잘라내면 폐를 적출할 수 있다.

폐를 꺼낼 때 앞서 미리 잘라둔 늑골의 단면이 의외로 뾰족해서 손에 상처가 나는 일이 많으므로, 손에 장갑을 끼고 조심스럽게 폐를 들어 올려야 한다. 폐는 일반적으로 감촉이 부드럽고 손가락으로 누르면 쑥 들어간다. 그러나 폐에 질환을 앓았던 사람은 폐가 단단해지거나 안쪽이 석회화되어 있을 때도 있다.

왼쪽 폐가 오른쪽 폐보다 더 작은 이유는 심장과 접해 있기 때문이다. 또 기관(숨통)에서 갈라져 나온 기관지(숨관가지)도 좌우 모양이 다르다. 폐의 크기가 더 큰 오른쪽 폐의 기관지가 더 굵고, 폐의 크기가 작은 왼쪽 폐의 기관지는 상대적으로 더 가늘다. 여기에 차이점이 하나 더 있는데, 그것은 바로 기관지의 각도다.

오른쪽 기관지는 수직에 가깝고, 왼쪽은 수평에 가깝다. 왜냐하면 왼쪽 기관지는 심장과 연결된 대혈관이 심장을 지나 폐로 이어지므로, 폐의 입구까지 거리가 멀어져 수평에 가까운 상태로 지나가기 때문이다.

오른쪽 기관지와 왼쪽 기관지의 이러한 각도 차이 때문에 두 가지 의학적 특징이 생겨났다. 하나는 기관지경(파이버스코프, fiberscope)이 우측 전용과 좌측 전용으로 나뉘게 되었다는 점이다. 왼쪽 기관지는 수평에 가깝게 이어지므로 좌측 전용 기관지경은 각도가 급하게 꺾여 있어야만 한다.

또 다른 하나는 무언가를 잘못 삼켰을 때 나타난다. 아기가 단추 같은 물건을 삼키거나 고령자가 땅콩 등을 잘못 삼켜서 기관지가 막혔을 때, 압도적으로 오른쪽 기관지로 이물질이 들어갈 확률이 높다. 오른쪽 기관지가 두껍고 수직에 가까워 이물질이 들어가기 쉬우므로, 이런 사고가 오른쪽 폐에서 일어날 확률이 높은 것이다.

적출한 폐에 연결된 한쪽 기관지에 주사기를 사용하여 공기를 집어넣으면 폐가 부풀어 오르는 모습도 확인할 수 있다.

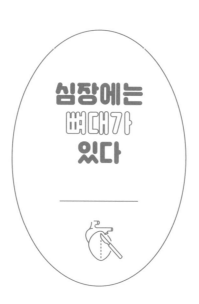

심장에는 뼈대가 있다

 단단한 막으로 이루어진 심막

폐를 적출한 가슴의 한가운데에는 심장이 남아 있다. 심장도 심막이라는 막으로 싸여 있는데, 심막은 흉막(폐)이나 복막(복부)과 달리 2층 구조의 주머니로 이루어져 있다. 심장 전체를 감싸는 심외막(심장바깥막)은 얇고 매끈매끈하며(149~150쪽 참조), 심장 위쪽에 있는 대혈관에 매달려 있다. 심외막은 그 매달린 부분부터 바깥쪽으로 뒤집히듯이 심장 전체를 감싸는 주머니(心囊, 심낭)를 형성한다. 그 바깥쪽을 둘러싸는 주머니는 튼튼한 결합조직이며, 횡격막 돔의 중심 부분에 고정되어 있다. 심낭의 얇은 틈새에는 소량의 액체가 들어 있으며, 이 액체가 심장이 원활히 박동할 수 있도록 도와준다.

이러한 2층 구조 덕분에 심막을 통해 심장이 비치지 않고 새하얗게 보인다. 두께는 1~2밀리미터가량으로 학생들도 실수로 이 심막을 찢는 일은 드물 정도로 두꺼운 편이다. 심막이 이렇게 두꺼운 이유는 심장이 1분 동안 몇십 번씩이나 움직이는데, 이 움직임은 죽을 때까지 쉬지 않고 이루어지므로, 이를 견딜 강도가 되어야 하기 때문이다.

이렇게 표면을 관찰한 다음 심낭을 절개하면 심장이 보이기 시작하는데, 대부분 심장에는 지방이 쌓여 있어서 노랗게 보인다. 이 지방을 조심스럽게 제거해내면 그제야 심장의 벽을 이루는 근육이 보이기 시작한다. 그러면 심막이 매달린 부위인 심장 위쪽 뿌리 부분을 절개하여 심장을 적출한다.

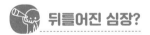

뒤틀어진 심장?

심장은 왼쪽과 오른쪽에 펌프가 있다고 알려졌지만, 사실 구조상 이렇게 좌우로 나눌 수는 없다고 한다. 왜냐하면 왼쪽과 오른쪽으로 펌프를 나누어버리면 심장의 구조가 붕괴할 수 있기 때문이다.

실제로 심장은 심장 아래쪽의 두꺼운 벽으로 이루어진 심실과 심장 위쪽의 얇은 벽으로 이루어진 심방으로 나뉜다. 이 심실과 심방 사이에는 수평 방향의 벽이 있다. 쉽게 말해 심장은 수직 방향(좌우)으로 나뉜 것이 아니라 수평 방향(상하)으로 나뉜다는 뜻이다. 심실과 심방의 경계에는 관상동맥(심장동맥)이 지나고 있어서, 외부에서 봤을 때도 경계면을 쉽게 구분할 수 있다.

심장을 해부할 때는 우선 심방과 심실 사이에 핀셋을 넣어 이 두 부위를 떨어트려 놓는다. 심방과 심실 사이의 판막 입구 주변은 단단하므로, 이 부위는 특히 주의해서 떼어내야 한다. 심방을 적출하면 심실의 윗면을 볼 수 있는데, 이때 심방에서 심실로 이어진 두 개의 입구와 심실에서 나오는 두 개의 출구가 보이기 시작한다. 이 네 개의 출입구에는 각각 판막이 달려 있다. 이를 폐동맥판(허파동맥판막), 대동맥판, 좌방실판(승모판, 이첨판), 우방실판(삼첨판)이라고 부른다.

사실 여기에는 심장의 골격이 숨어 있다. 보통 골격은 뼈에 근육이 붙은 구조인데, 심장의 골격은 뼈가 아니라 두 종류의 결합조직으로 되어 있다.

첫 번째 요소는 강인한 결합조직이 네 개의 판막 주변을 둘러싼 섬유륜(섬유고리)이다. 이 섬유륜은 판막의 형태가 무너지지 않도록 유지해주는 기능을 한다.

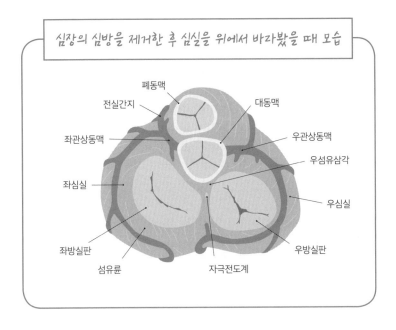

심장의 심방을 제거한 후 심실을 위에서 바라봤을 때 모습

- 폐동맥
- 전실간지
- 대동맥
- 좌관상동맥
- 우관상동맥
- 우섬유삼각
- 좌심실
- 우심실
- 좌방실판
- 섬유륜
- 자극전도계
- 우방실판

　두 번째 요소는 좌우의 심실 입구와 대동맥 입구의 틈을 메우고자 결합조직이 모여 단단해진 부분이다. 이를 섬유삼각(纖維三角)이라 하며, 좌우에 각각 좌섬유삼각(왼섬유삼각)과 우섬유삼각(오른섬유삼각)이 있다. 이 단단한 조직을 모두 아우르는 부위가 바로 심장의 섬유성 골격이라는 심장의 뼈대에 해당하는 부위다.

　심장의 벽은 심근(心筋, 심장근육)이라는 근육으로 되어 있는데, 이 골격은 심근이 부착하는 부위를 이룬다. 근육의 근섬유(근육섬유, 근육 조직을 구성하는 수축성이 있는 섬유상 세포)는 양쪽 끝이 뼈와 이어지지만, 심실과 심방의 근육은 모두 근섬유의 양쪽 끝이 섬유성 골격과 연결되어 있다. 따라서 심실이 박동할 때는 섬유성 골격과 가까워지고 멀어지면서 움직인다. 그래서 기저면이라는 심실의 윗면에서 가장 먼 심실의 끝부분인 심첨(心尖, 심장꼭대기)에서 박동이 가장 커진다.

다만 심장은 그 모양이 반듯하지 않고 뒤틀려 있다. 이런 심장의 형태만 보고 좌우를 구분할 수 있겠는가? 해부도 등에 묘사된 심장 그림은 마치 우심실이 크고 좌심실이 작은 것처럼 그려져 있지만, 실제로 좌심실은 작지 않다. 심실의 기저면보다 아래쪽은 수평이 아니라 뒤쪽으로 기울어져 있어서, 앞에서 봤을 때는 기저면보다 아래쪽에 있는 심실이 커 보일 뿐이다. 또 심장은 왼쪽으로 틀어져 있어서, 오른쪽이 크고 왼쪽이 작게 보인다. 따라서 가장 크게 움직이며 박동하는 왼쪽 아래 끝에 있는 심첨이 왼쪽으로 왔을 때 심장의 박동이 느껴지므로, 우리는 심장이 왼쪽에 있다고 착각하는 것이다.

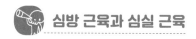 ## 심방 근육과 심실 근육

심장의 골격은 또 다른 중요한 기능을 하는데, 그것은 바로 심방과 심실을 완전히 분리해주는 것이다. 심실 근육은 심실 근육

골격에 붙어 있고, 심방 근육은 심방 근육 골격에 붙어 있다. 즉 이는 심장이 위아래로 나뉘어서, 이 둘 사이에는 직접적인 관련이 없다는 뜻이다.

이처럼 '완전히 분리되어 있다.'라는 점이 중요하다. 왜냐하면 심방과 심실이 동시에 수축하면 심장이 펌프의 구실을 할 수 없기 때문이다. 먼저 심방이 수축하여 심실로 혈액을 보내고 나서 시차를 두고 심실이 수축해야만 한다.

그러나 단순히 심방과 심실이 분리되어 있으면, 심방과 심실의 수축 작용이 제멋대로 바뀌어, 오히려 심장이 제대로 기능할 수 없게 될 수 있다. 그렇다면 심방과 심실은 어떻게 연계를 맺어 제대로 기능을 수행하는 것일까? 그 열쇠는 바로 자극전도계라는 장치가 쥐고 있다. 심장의 골격을 이루는 우섬유삼각 속에는 심방의 수축 흥분을 조금 늦게 심실에 전달하는 데 쓰이는 가늘고 긴 연락 통로가 있다. 이 연락 통로는 특수한 심근 섬유로 구성된 자극전도계의 일부인 방실속(房室束, 방실다발)이다. 이를 통해서 심방에서 심실로 자극을 전달하는 구조를 이룬다. 자극전도계는 매우 가는 연락 통로이므로, 해부하더라도 맨눈으로 확인하기 힘들어서 관찰하기가 쉽지 않다.

해부를 통해 섬유성 골격을 이해하는 것은 곧 심장의 구조를 이해하는 일인 셈이다.

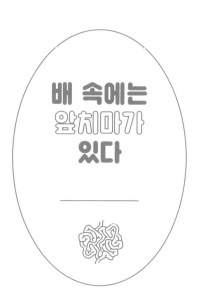

배 속에는
앞치마가
있다

 ## 6m의 소장이 배에 들어갈 수 있는 이유

피부와 근육을 제거한 복부는 지방을 다량 함유한 대망(大網, 큰 그물막)이라는 얇은 막이 뒤덮고 있다. 결장 단면 대망은 마치 앞치마처럼 윗부분은 위장에 연결되어 있고, 아랫부분은 그 어디에 도 이어지지 않은 상태다. 대망은 복부 어느 부위에 염증이 생기 더라도 그 염증이 주변으로 퍼지지 않도록 감싸주는 기능을 한다.

대망을 들어 올리면 소장과 대장이 보이기 시작하는데, 실제로 는 소장과 대장이 해부도처럼 깔끔히 배에 들어가 있지 않아서

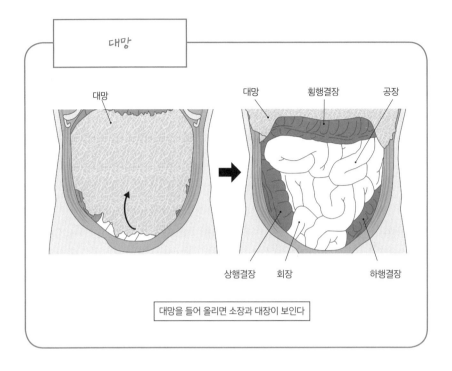

대망   대망   횡행결장   공장

상행결장   회장   하행결장

대망을 들어 올리면 소장과 대장이 보인다

정확히 구분하기는 힘들다. 그러나 대장은 대부분 결장(結腸, 잘록창자)인데, 이 결장의 표면에 결장끈이 계속 이어지므로, 대망을 들어 올렸을 때 이를 기준으로 소장과 대장을 구별할 수 있다.

소장과 대장을 구별한 다음에 소장을 들어 올려서 오른쪽으로 몰아넣으면 소장의 뿌리 부분이 보이기 시작한다. 왼쪽 위부터 오른쪽 아래로 30센티미터에 조금 못 미치는 소장의 뿌리가 커튼레일처럼 이어진다. 이 부분에 주름이 많은 커튼처럼 생긴 장간막(창자간막)이라는 막이 달려 있고, 그 끝자락에 소장이 있다.

그 끝자락에 있는 소장은 길이가 무려 6미터나 되지만, 장간막에 주름이 많은 덕분에 배에 잘 들어갈 수 있을 뿐만 아니라 자유롭게 움직일 수 있다. 그리고 장간막을 통해 혈관과 신경이 장까지 고루 퍼질 수 있다. 중력 때문에 장이 처질 만한 부분도 장간막으로 복강(腹腔, 체벽과 내장 사이에 있는 빈 곳을 뜻한다.) 후벽에 고정할 수 있다.

공장(空腸, 빈창자)부터 회장(回腸, 돌창자), 대장이 시작되는 부분인 맹장(盲腸, 막창자)과 상행결장(上行結腸, 오름잘록창자), 횡행결장(橫行結腸, 가로잘록창자), 하행결장(下行結腸, 내림잘록창자), 마지막으로 에스상결장(S狀結腸, 구불잘록창자)이 골반에 들어가 있다. 또 직장(直腸, 곧창자)으로 이어진 장의 연결 부위를 더듬어가다 보면 하나로 이어진다는 사실을 확인할 수 있다. 그리고 동맥과 정맥의 모습도 관찰한 다음 소장과 대장을 적출해낸다.

 ### 장을 꺼낼 때 주의해야 할 점

소장과 대장을 끄집어낼 때는 장을 그대로 잘라서 적출해내면 장 속에 남아 있던 대변이 튈 수 있으므로 조심해야만 한다. 따라서 공장의 시작 부분과 결장의 끝부분을 몇 센티미터 간격으로 두 군데씩 실로 확실히 묶어준 뒤에 그 사이를 잘라준다.

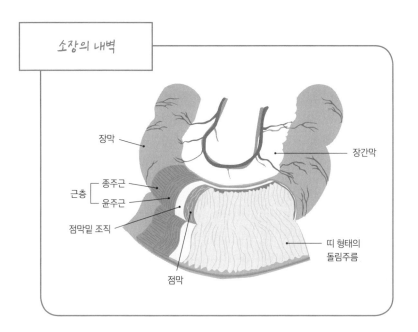

소장의 내벽

장막

장간막

근층 ─ 종주근
　　　 윤주근

점막밑 조직

점막

띠 형태의
돌림주름

　　이렇게 소장부터 대장까지 하나로 이어질 수 있도록 적출해낸 다음에, 개수대로 가져가 물로 씻어내면서 가위로 장의 벽을 절개하여 내부를 관찰한다. 그렇게 해야 소장부터 대장까지 점막 (끈끈막)의 모습을 확인할 수 있다. 돋보기를 사용해서 살펴보면, 소장의 내벽에 띠 형태의 돌림주름이 있고 융모(융털)가 나 있어서, 마치 벨벳과 닮은 모습을 확인할 수 있다. 이런 구조 덕분에 점막의 표면적이 넓어져 효율적으로 영양분을 소화하고 흡수할 수 있다.

　　대장의 내부 벽은 소장과 달리 띠 형태의 돌림주름도, 융모도 없이 매끄러울 뿐만 아니라 소장보다 벽도 얇다. 장의 벽면은 평활근(민무늬근)이라는 근육으로 되어 있다. 이는 일반적으로 두 개 층으로 구성되는데, 안쪽 층은 돌림 방향이고, 바깥 층은 세로 방향으로 놓여 있다. 그런데 결장은 외부 표면을 따라서 평활근이 세 군데에 모여 있는데, 그 모인 부분이 바로 결장끈이다.

대장은 소장에서 영양이 흡수되고 나서 들어온 내용물의 수분을 흡수하여 단단한 대변을 만들어낸다. 그때 이 결장끈이 수분이 줄어든 내용물을 있는 힘껏 짜낼 수 있도록 큰 연동운동을 쉽게 일으켜준다고 추측한다. 또 결장끈의 표면에는 포도송이처럼 지방 주머니가 붙어 있는데, 이를 복막수(腹膜垂, 복막주렁)라고 한다. 이 복막수도 대장과 소장을 구별해내는 기준점이 된다. 외과에서 수술할 때는 이 부위를 손으로 더듬기만 해도 결장이라는 사실을 알 수 있다.

이어서 적출할 부위는 위다. 장과 마찬가지로 위의 윗부분에 일정 간격을 두고 두 군데를 묶어서 가위로 잘라낸다. 또 십이지장(샘창자)과 이어지는 위의 아래쪽 끝부분도 일정 간격을 두고 두 군데를 묶어서 잘라낸다. 그 후 위를 끄집어내는데, 위도 근육이 발달되어 있으므로 갈색을 띠는 모습을 볼 수 있다.

적출한 위를 물로 씻어내면서 절개하고, 위의 점막 모양을 관찰한다. 점막은 굴곡이 조금 있긴 하지만, 소장과 비교하면 매끈한 편이다. 현미경으로 자세히 살펴보면, 작은 웅덩이가 많이 보이는데, 이 부위가 바로 산성인 위액을 분비하는 위선(胃腺, 위샘)이 열리는 구멍(입구)이다. 위는 일시적으로 음식물을 담아두는 저장고와 같은 장기로, 음식물을 살균하여 십이지장으로 조금씩 보내는 구실을 한다.

위를 꺼내고 나면 배에는 어떤 장기가 남아 있을까? 바로 간과 십이지장, 췌장(이자), 비장이다. 남은 장기 중에서 다음 순서로 간을 적출한다.

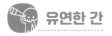 유연한 간

간은 왜 각이 둥근 직각삼각형의 형태를 띨까? 많이 알려졌듯이 간은 흐물흐물해서 형태가 특별히 정해지지 않았다. 그런데 각이 둥근 직각삼각형을 띠는 이유는 위쪽은 횡격막에 딱 맞게 접해 있어서 둥근 형태를 띠고, 아래쪽은 내장에 눌려서 우묵하게 들어가 있기 때문이다. 즉 주변 부위에 형태를 맞춘다는 뜻이다. 좋게 말해 유연성이 있다고 표현할 수 있다.

간을 적출할 때는 우선 아랫면에 있는 혈관과 담관(쓸개관)을 자른 다음에 횡격막과 붙어 있는 부분을 떼어낸다. 마지막으로 간의 뒷면에 있는 하대정맥(下大靜脈, 아래대정맥)을 자르면 간을 끄집어낼 수 있다. 부패 방지용으로 주입했던 포르말린 때문에 간이 단단해져서, 본래의 흐물흐물한 질감은 적출할 때 느껴볼 수 없다.

간을 앞쪽에서 살펴보면 세로로 긴 막이 한 장 끼어 있는데, 이는 간겸상간막(肝鎌狀間膜)이라는 복막 주름이다. 태아일 때는 탯줄에서 연장된 정맥이 이 복막 주름의 가장자리를 지나가는데, 어른이 되어도 그 흔적이 남아 있는 것이다. 또 간도 좌엽과 우엽으로 나뉜다.

간을 뒤쪽에서 관찰할 때는 복잡하게 얽혀 있으므로 자세히 살펴보지 않으면 구조를 파악하기 힘들다. 좌엽과 우엽 사이에는 미상엽(尾狀葉, 꼬리엽)과 방형엽(方形葉, 네모엽)이 있다. 앞에서 봤을 때는 미상엽과 방형엽이 마치 우엽의 일부처럼 보이지만, 뒤에서 봤을 때는 네 개의 엽(뇌나 폐, 간 등을 구분하는 단위)으로 나뉜 모습을 확인할 수 있다. 그리고 우엽과 미상엽, 방형엽으로 둘러싸인 부위에는 동맥과 간문맥, 담관이 출입하는 통로가 되는 간문(肝門)이 있다. 이 부위가 본래 간의 중앙 부위에 해당한다.

간문의 주변에는 간동맥과 간문맥이라는 두 개의 혈관이 이어져 있다. 대동맥에서 나뉘어 나온 혈관이 간동맥이며, 위 등의 소화기에서 혈액을 모아서 간으로 옮기는 정맥이 간문맥이다. 이 혈관에서 간으로 연결된 혈액은 간정맥을 지나서 간 뒤쪽에 있는 하대정맥으로 흘러 들어간다.

이 혈관들을 관찰한 뒤에 남아 있는 십이지장과 췌장, 비장을 함께 끄집어낸다. 그러면 모든 소화기관의 적출이 완료된다. 이어서 십이지장과 췌장을 해부한다. 십이지장은 C자형처럼 굽어 있는데, 그 사이에 췌장의 아랫부분이 끼어 있다. 췌장의 윗부분은 몸의 왼쪽을 향해 가늘게 뻗어 있다. 몸 왼쪽 끝부분을 향해 뻗은 췌장 주변에는 간과 비슷한 색을 띠는 검붉은 비장이 있다. 그러나 비장은 단단한 피막으로 둘러싸여 있어서 간과 질감이 전혀 다르다.

췌장은 소화 효소가 포함된 췌액(이자액)을 만들어서 십이지장으로 내보낸다. 총담관(總膽管, 온쓸개관)과 합류하는 췌관(이자관)이 도관(물 따위의 액체를 흘려보내는 관)의 구실을 한다. 이를 확인한 다음에 혈관이 연결된 모습을 관찰해나간다.

비장은 눈에 띄는 특징이 없는 장기여서, 일반적으로 어떤 작용을 하는지 알려지지 않았다. 하지만 림프절과 마찬가지로 면역에 관련된 세포가 모인 부위로 오래된 적혈구를 파괴하는 기능을 한다. 옛날에는 비장을 불필요한 장기라고 여겨 사고로 손상되면 적출하기도 했다. 하지만 현대에는 이를 제거했을 때 면역력이 떨어져서 병에 쉽게 감염될 우려가 있다는 사실이 밝혀지면서 적출하지 않게 되었다.

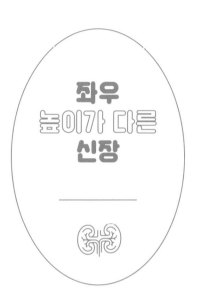

 ## 지방에 파묻힌 신장

복부 내장의 대부분을 차지하는 소화기를 적출하고 나면 비뇨기인 신장이 남는다. 복부 한가운데에는 복대동맥(腹大動脈, 배대동맥)과 하대정맥이라는 굵은 혈관이 수직 방향으로 나란히 지난다. 그 바로 옆쪽으로 굵은 줄기가 좌우로 뻗어 있는데, 그 끝에 강낭콩 모양의 신장이 연결되어 있다. 심장에서 보낸 혈액의 20퍼센트 이상이 양쪽 신장 안으로 들어온다.

보통 인체 도감에서는 내장의 위치나 형태를 쉽게 인식할 수

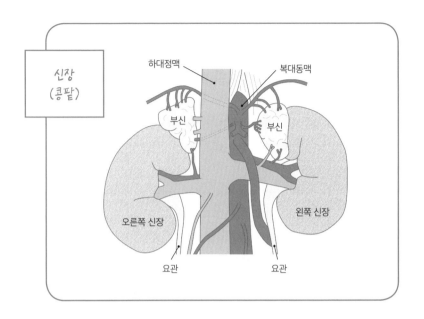

신장
(콩팥)

하대정맥

복대동맥

부신

부신

오른쪽 신장

왼쪽 신장

요관

요관

있도록 배경은 묘사하지 않으므로, 신장이 마치 떠 있는 것처럼 보인다. 그러면 실제로는 어디에 고정되어 있을까? 신장은 복막보다 안쪽에 있으므로 후복막 장기(後腹膜臟器)라고 한다. 복막과 연결되지 않은 대신에 척추 양쪽에서 복강의 안쪽 벽(후복벽) 지방에 파묻혀 있다. 그 덕분에 위치가 고정되어 아래로 처지지 않는다.

자세히 살펴보면 왼쪽 신장이 조금 더 높은 데 있고, 오른쪽 신장이 조금 더 낮은 데 있다는 사실을 알 수 있다. 이는 오른쪽 신장이 간 때문에 아래로 내려가 있기 때문이다. 부신(副腎)은 마치 모자처럼 신장 위에 씌어 있다. 신장과 부신은 딱 붙어 있는 것이 아니라 둘 사이에 소량의 지방이 있어서 살짝 띄워져 있다.

굵은 동맥과 정맥, 요관을 절개하고 양쪽 신장과 부신을 함께 끄집어낸 다음에 부신을 신장에서 떼어낸다. 신장은 외관보다 내부 구조가 중요하므로, 메스로 신장을 수직 방향으로 절개하여 단면을 자세히 관찰한다.

의외로 만들기 힘든 농도가 진한 소변

신장의 중심부에는 혈관과 지방이 차 있는 부위가 있다. 이 부위는 동굴처럼 생겨서 신동(腎洞, 콩팥굴)이라 부른다. 단면을 살펴보면 외부 피막에 접한 부분과 신동의 내부는 색상이 다르다. 외부를 피질(皮質, 겉질), 내부를 수질(髓質, 속질)이라고 하는데 피질 쪽은 붉은색을 띤다.

수질은 열몇 개의 덩어리로 나뉘며, 각각의 덩어리는 피라미드처럼 원뿔꼴로 생겼다. 그 모양 때문에 수질 하나하나를 신추체(腎錐體, 콩팥피라미드)라 부른다. 또 신동에서 뻗어 나온 신추체의 끝부분은 마치 유두처럼 보여서 신유두(腎乳頭, 콩팥유두)라 부르며, 신장에서 만들어낸 모든 소변을 이 부위에서 배출해낸다. 사실 인체에서 '모든'이라고 표현할 수 있는 부위가 없는데, 이 신유두는 '모든'이라는 표현을 쓸 수 있는 희귀한 부위다.

그리고 그렇게 배출된 모든 소변을 받아들이는 부위는 신배 (腎杯, 콩팥잔)라는 작은 컵 모양의 주머니다. 신배가 모인 부위는 신우(腎盂, 콩팥깔때기)라고 부르며, 이곳에서 요관을 통해 신장 밖으로 소변을 배출해낸다. 이렇게 신장은 소변을 만드는 작업이 맡아 하는데, 이 과정은 생각보다 굉장히 힘든 일이다. 왜냐하면 하루에 얼마만큼의 소변을 만들어내게 될지 미리 알 수 없기 때문이다.

일반적으로 매일 똑같은 식단으로 식사하지 않으므로, 수분과 염분의 섭취량도 날마다 달라진다. 또 운동하면서 흘리는 땀이나 호흡하며 날아가는 수분량도 일정하지 않다. 이렇게 불규칙한 수분과 염분의 균형을 맞추는 일을 신장이 담당한다.

만약 신장이 이 작업을 미룬다면 어떤 일이 벌어질까? 체내의 염분 농도는 정밀히 조절된 상태다. 그런데 신장이 제구실을 해내지 못할 때 칼륨을 많이 함유한 채소나 과일 등을 다량으로 섭취하면 혈액 속 칼륨이 늘어나 심장이 멈출 수도 있다. 또 체액의 염분 농도는 일정하게 유지되므로, 염분을 너무 많이 섭취하면 농도를 낮추고자 체액이 늘어난다. 그렇게 되면 혈액량이 늘어나 혈압도 올라간다.

신장은 묽은 소변은 쉽게 만들지만, 반대로 진한 소변은 쉽게 만들어내지 못한다. 수질 속에는 나트륨과 요소(尿素)가 쌓여 있으며, 안쪽으로 들어갈수록 그 농도가 진해진다. 수질을 마치 꿰뚫듯이 지나가는 집합관(集合管)이 수질을 통과할 때, 주변의 높은 삼투압 때문에 수분이 빠져나가면서 농도가 진한 소변이 만들어진다. 그리고 이것이 신유두의 끝부분에서 나오는 구조다.

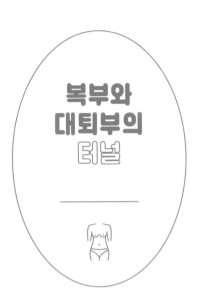

'터널'에서 쉽게 생기는 탈장

복부와 대퇴부(大腿部, 넓적다리)의 경계에 해당하는 허벅지의 뿌리 부분을 서혜부(鼠蹊部, 고샅부위)라고 한다. 허벅지를 수직 방향으로 메스로 절개하여 피부를 벗겨낸 뒤에 서혜부를 살펴보면, 복벽(배벽) 옆면 부위에 있는 외복사근의 힘줄 아래쪽 끝부분이 두껍다는 사실을 확인할 수 있다. 이를 서혜인대(鼠蹊靭帶, 고샅인대)라 부르며, 피부 겉쪽에서 서혜부를 만졌을 때 단단한 부위가 이 부위에 해당한다.

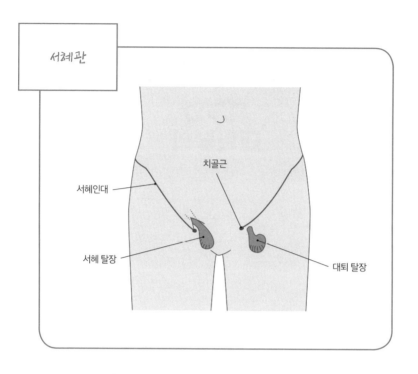

서혜관

서혜인대

치골근

서혜 탈장

대퇴 탈장

이 서혜인대에는 외복사근, 내복사근, 복횡근이라는 복벽근(腹壁筋, 배근육)이 붙어 있다. 이처럼 세 개 층으로 이루어진 각 근육에는 작은 구멍이 뚫려 있다. 이 구멍은 조금씩 위치가 어긋나 있는데, 연달아 붙을 때는 3층 구조의 근육을 관통하면서 복부와 서혜부를 비스듬히 잇는 하나의 터널이 생긴다. 이 터널을 서혜관(鼠蹊管, 샅굴)이라 부른다.

서혜관이 그 3층 구조의 근육을 통과하는 이유는 음낭 속에 있는 고환(정소)에서 나온 정관, 이를 감싸는 근육, 혈관 등이 정삭

(精素)이라는 다발을 만들어 해당 부위를 빠져나가기 때문이다. 즉 서혜관은 복부와 음낭을 잇는 통로인 셈이다.

평소에는 서혜관이 닫혀 있지만, 워낙 연약한 부위이므로 장이 복강을 쉽게 삐져나올 수 있다. 서혜관을 따라 장이 탈출한 상태를 서혜탈장(샅굴탈장)이라 한다. 여성보다 남성이 서혜관이 넓어 서혜탈장이 일어날 확률이 더 높다.

 ## 여성에게는 서혜탈장이 일어나지 않는다?

서혜관의 기능을 곰곰이 생각해보면 여성에게는 굳이 필요한 부위가 아니지만, 여성에게도 해당 부위에 가느다란 결합조직이 존재한다. 서혜관은 본래 고환이나 난소를 아래로 잡아당겨 음낭 속으로 빼내는 기능을 하는데, 남성은 이에 걸맞게 고환이 서혜관을 지나 아래로 내려가 있다. 그러나 여성은 아래로 잡아당겨지지 않아 난소가 여전히 복부 속에 남아 있는 것이다. 그래서 원래 아래로 잡아당겼어야 할 끈만 남아서 서혜관을 통과한다. 이 끈을 자궁원삭(子宮圓索, 자궁원인대)이라 하며, 자궁을 고정하는 기능을 한다.

서혜인대 위에서 일어나는 서혜탈장은 남성에게 많이 발생하지만, 서혜인대 아래에 있는 또 다른 통로에서 일어나는 대퇴탈장(넙다리탈장)은 여성에게 많이 발생한다. 서혜인대의 심층에 있는 틈은 근육으로 거의 막혀 있지만, 남아 있는 틈에는 대퇴동맥과 대퇴정맥(넙다리정맥), 림프관이 지나간다. 이 좁은 틈을 따라 장이 탈출한 상태를 대퇴탈장이라 한다.

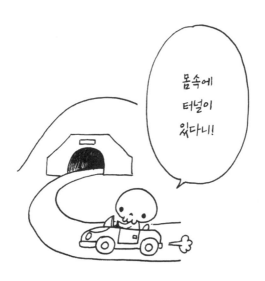

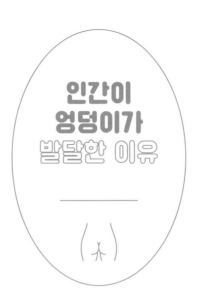

인간이 엉덩이가 발달한 이유

 직립보행을 하려고 발달한 근육

　인간과 고릴라를 비교해보면 고릴라가 훨씬 더 체격이 듬직한 것처럼 보이지만, 사실 여기에는 우리가 착각하는 부분이 있다. 넓은 어깨와 불끈불끈한 상반신 덕분에 고릴라가 훨씬 더 듬직해 보이지만, 자세히 살펴보면 의외로 고릴라는 엉덩이가 작다는 사실을 알 수 있다. 이와 달리 인간은 상반신이 빈약해 보이지만, 엉덩이는 볼록하고 크게 발달해 있다.

　인간의 엉덩이가 이렇게 발달한 데는 이유가 있다. 하나는 복

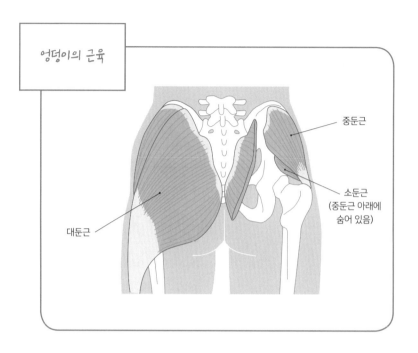

엉덩이의 근육

중둔근

소둔근
(중둔근 아래에
숨어 있음)

대둔근

부 내장을 떠받치고자 골반이 옆으로 넓다는 점, 또 다른 하나는 직립보행을 하고자 엉덩이 근육이 발달했다는 점이다.

실제로 엉덩이의 근육이 어떻게 생겼는지 관찰하려면 시신을 뒤집은 상태에서 엉덩이의 피부를 벗겨낸다. 그렇게 하면 골반에서 허벅지로 연결된 근육이 보이기 시작한다.

가장 바깥쪽에 있는 큰 근육이 대둔근(大臀筋, 큰볼기근)이다. 대둔근 외에도 중둔근(中臀筋, 중간볼기근)과 소둔근(小臀筋, 작은볼기근)이라는 근육도 있다. 대둔근 위쪽에서 중둔근 일부가 약간 보이지만, 대부분은 대둔근 아래에 숨어 있다. 대둔근은 대퇴골

(大腿骨, 넙다리뼈) 뒷면에 붙어 있으며, 중둔근과 소둔근은 대퇴골 바깥쪽으로 튀어나온 대전자(大轉子, 큰돌기)와 이어져 있다. 겉보기에는 그 차이가 미묘해 보인다. 하지만 이 차이가 근육의 작용을 크게 달라지게 한다.

대둔근은 골반 뒤쪽에 붙어 있으며, 대퇴골 뒷면을 수직 방향으로 지나는 조선(粗線, 거친선, 대퇴골 뒤쪽에 세로로 길게 튀어나온 선)의 윗부분에 해당하는 둔근조면(臀筋粗面, 볼기근거친면)이라는 부위를 향해 있다. 위치 관계를 보면 대둔근이 고관절(股關節, 엉덩관절)을 늘리고, 대퇴골을 뒤쪽으로 잡아당기는 근육이라는 사실을 알 수 있다. 반면 중둔근과 소둔근은 대둔근과 향하는 방향이 다르다. 중둔근과 소둔근이 대전자로 향하는 위치 관계를 보면 두 근육이 대퇴골을 옆으로 올리고, 다리를 바깥쪽으로 뻗는 기능을 한다는 사실을 알 수 있다.

그런데 과연 직립으로 보행하려면 대퇴골을 뒤로 잡아당기거나 다리를 옆으로 들어 올리는 동작을 반드시 할 수 있어야 할까? 다리가 지지대로써 어떻게 상체를 움직이는지 한번 생각해 보도록 하자. 절하고 나서 고관절을 펴면서 상체를 일으켜주는 부위, 직립보행을 하면서 앞으로 쏠리는 상반신을 뒤로 잡아당겨서 허리를 세워주는 부위가 바로 대둔근이다. 그리고 한 발로 섰을 때 지면에 붙어 있는 발이 떠 있는 발 쪽으로 기울어지는 몸을 들어 올려주는 기능을 하는 부위가 바로 중둔근과 소둔근이다.

이처럼 인간은 볼기근이 발달한 덕분에 두 다리로 설 수 있는 것이다. 중둔근과 소둔근은 붙어 있는 위치도, 기능도 거의 같다. 그렇다면 하나의 근육만으로도 기능을 수행해낼 수 있을 텐데, 왜 이렇게 둘로 나뉘어 있을까? 두 근육 사이에 혈관과 신경이 지나가며 통로가 생겨 나뉘게 되었기 때문이다. 원래 하나로 붙어 있다가 두 발로 서서 걸을 수 있게 진화하는 과정에서 나뉘게 되었으리라고 추측한다.

연필만큼 굵은 좌골신경

대둔근을 시작 부분에서 떼어내면 뒤쪽에 하둔신경(下臀神經)과 하둔정맥(下臀靜脈)이 들어가 있는 모습을 볼 수 있다. 이것들을 잘라내면 중둔근이 보이기 시작한다. 그리고 중둔근을 떼어내면 신경과 혈관이 골반 위쪽 구멍에 나와 있는데, 특히 굵은 신경이 아래를 향해 이어진 모습을 볼 수 있다. 이것이 바로 좌골신경(坐骨神經, 궁둥신경)이다.

좌골신경은 인체에서 가장 크고 연필만큼 굵은 신경이다. 이 신경이 대둔근 아래에 숨어 있어서 엉덩이에 근육주사를 놓을 때 대둔근에 놓으면 위험할 수 있다. 그러므로 이 부위를 피해

엉덩이 윗부분에 드러나 있는 중둔근에 주사를 놓는다. 중둔근은 근육 아래에 뼈만 있으므로, 혈관과 신경을 다치게 할 일이 없기 때문이다. 마치 의사들이 아무데나 주사를 놓는 것처럼 보이지만, 사실은 안전한 장소를 골라서 바늘을 꽂는 셈이다.

이 또한 해부를 실습하면서 구조를 직접 관찰해야 이해할 수 있다. 몸속에서 가장 굵은 신경이라고 하면 일반적으로 척추뼈 속을 지나는 척수를 떠올릴 수도 있다. 하지만 이는 마치 뇌의 분점처럼 중추신경(신경기관 가운데 신경세포가 모여 있는 부분)의 일부일 뿐이다. 그 척수에서 나오는 신경 가운데 골반 주변으로 나와서 하반신으로 향하는 몇 가지 신경 다발이 모여서 굵어진 부위가 바로 좌골신경이다.

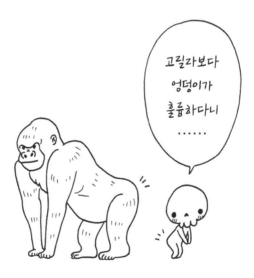

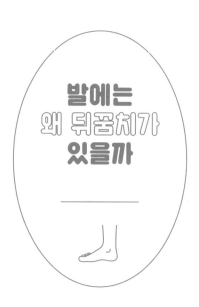

발에는 왜 뒤꿈치가 있을까

 무릎을 굽히고 펴는 기능을 하는 허벅지 근육

엉덩이의 근육은 대퇴골을 뒤로 잡아당겨서 뻗거나 옆으로 들어 올리는 동작과 관련이 있다. 고관절을 굽혀서 대퇴골을 앞으로 끌어 올리는 동작을 수행할 때, 허벅지 앞면 위쪽에 있는 장요근(腸腰筋, 엉덩허리근)이라는 근육을 사용한다. 장요근은 두 근육이 합쳐진 근육으로 서혜인대보다 훨씬 높은 지점에서 시작한다. 하나는 장골(腸骨, 엉덩뼈) 내부에 붙어 있는 장골근(腸骨筋, 엉덩근)이라는 근육이며, 또 다른 하나는 요추(腰椎, 허리뼈)에 붙어 있는 대요근(大腰筋, 큰허리근)이라는 근육이다. 이 두 근육은 골반 앞에서 합쳐져서 장요근이 된다.

고관절부터 허벅지 앞면까지 피부를 벗겨내면, 위쪽에 장요근이 보이기 시작한다. 장요근은 골반에 붙어 있으므로 절개한 뒤에 아래쪽으로 뒤집으면, 대퇴(넓적다리) 앞을 비스듬히 가로지르며 하퇴(下腿, 퇴종아리)의 경골(脛骨, 정강뼈) 윗부분 안쪽에 연결된 봉공근(縫工筋, 넙다리빗근)이 보인다. 이 구조에서 알 수 있듯이 봉공근은 고관절뿐만 아니라 무릎관절의 움직임에도 관련이 있다. 책상다리는 대퇴를 굽히고 바깥쪽으로 뻗으며 회전하여 무릎을 굽히는 움직임을 한 번에 수행할 수 있는 동작이다. 그래서 학생들에게는 이 부위를 '책상다리 근육'으로 외우도록 가르치곤 한다.

그러나 무엇보다 가장 눈에 띄는 부위는 허벅지 앞면을 둘러싼 대퇴사두근(大腿四頭筋, 넙다리네갈래근)이다. 눈에 띌 정도로 크기가 크지만, 하나의 근육은 아니다. 말 그대로 대퇴직근(大腿直筋, 넙다리곧은근), 외측광근(外側廣筋, 가쪽넓은근), 내측광근(內側廣筋, 안쪽넓은근), 중간광근(中間廣筋, 중간넓은근) 등 네 개의 근육으로 구성되어 있다. 이 네 근육은 모두 무릎뼈(무릎 앞쪽에 있는 작은 접시 모양의 뼈)에 모여 있으며, 경골 앞면의 경골조면(脛骨粗面, 정강뼈거친면)과 연결되어 있다. 경골의 앞면은 대퇴골 뒷면과 마찬가지로 까칠까칠한 조선이 들어가 있는데, 이곳에 근육이 붙어 있다. 대퇴사두근은 무릎을 펴는 기능을 한다. 예를 들면 축구공을 멀리 찰 수 있는 강력한 움직임을 수행할 수 있다.

허벅지 앞쪽 근육이 무릎을 펴는 기능을 하는 것과 달리 뒤쪽 근육은 무릎을 굽히는 기능을 한다. 이 근육은 일반적으로는 햄스트링(hamstring)이라고 부르는데, 햄(ham)은 허벅지, 스트링(string)은 끈을 뜻한다. 이 또한 한 가지 근육이 아니라 대퇴이두근(大腿二頭筋, 넙다리두갈래근), 반건양근, 반막양근(半膜樣筋, 반막근) 등 세 개의 근육으로 구성되어 있다. 단 대퇴이두근에는 장두와 단두가 있어서, 세는 방식에 따라 네 개의 근육이라고 보기도 한다.

이 근육들은 의자에 앉았을 때 의자에 닿는 좌골결절이라는 뼈부터 시작해서 무릎 뒤쪽에서 좌우로 나누어진다. 무릎 뒤쪽에서 바깥쪽 비골에 향하는 근육은 대퇴이두근, 안쪽 경골로 향하는 근육은 반건양근이라 한다. 이 중에서 대퇴이두근의 단두만 대퇴골에 붙어 있다. 햄스트링은 무릎을 구부리는 강력한 근육이지만, 잘 끊어지는 근육으로도 유명하다.

이처럼 허벅지 앞면과 뒷면 근육은 무릎을 굽히고 펴는 기능을 한다. 반면 고관절을 안쪽으로 회전하여 양쪽 무릎을 붙이는 (내전, 모음) 기능을 하는 내전근(모음근)들은 허벅지 안쪽에 붙어 있다. 그 내전근 중에는 대내전근(大內轉筋, 큰모음근)과 장내전근 (長內轉筋, 긴모음근)이 대표적인 근육이다.

그런데 허벅지 앞면과 뒷면의 근육은 고관절 바로 앞에 있는 근육이 고관절을 움직이고, 무릎관절 바로 앞에 있는 근육이 무릎을 움직이는 기능을 한다. 하지만 내전근들은 고관절보다 안쪽에 있는데도 고관절을 움직이는 기능을 해낸다. 게다가 이 기능 덕분에 중둔근으로 고관절을 바깥쪽으로 회전하고(외전, 벌림), 내전근의 작용과 균형을 이루어 몸이 좌우로 흔들리지 않고 곧게 걸을 수 있다. 이미 눈치챈 사람도 있겠지만, 상지는 앞면에 구부리는 근육이 있고 뒷면에 펴는 근육이 있다. 반면 하지는 반대로 앞면에 펴는 근육이 있고 뒷면에 구부리는 근육이 있다.

이처럼 허벅지를 해부할 때는 주로 근육 하나하나를 관찰하고, 어디에 붙어 있으며 어디까지 이어져 있는지를 확인한 뒤에 떼어내서 해당 부위의 기능을 이해해나가야 한다. 이렇게 허벅지 근육을 모두 제거하고 나면, 인체에서 가장 큰 부위인 대퇴골이 남는다.

고관절과 무릎관절에서 방향이 반대로 바뀌는 혈관

해부를 실습할 때는 근육을 관찰하면서 그 사이를 지나가는 혈관도 함께 관찰한다. 골반 바깥쪽, 즉 하지를 향하는 외장골동맥(外腸骨動脈, 바깥엉덩동맥)은 허벅지 앞면으로 나오면서 대퇴동맥으로 명칭이 바뀐다. 이 동맥이 하지의 동맥에서 가장 큰 줄기에 해당한다.

상지나 하지에 있는 동맥 모두 관절 부분에서는 펴는 쪽이 아니라 구부리는 쪽을 지나간다. 왜냐하면 동맥이 관절을 펴는 쪽을 지나가면, 혈관이 무리하게 당겨지거나 쉽게 외상을 입을 수 있기 때문이다.

상지에서는 어깨, 팔꿈치, 손목에 있는 관절이 모두 구부리는 쪽이 앞면을 향한다. 하지만 하지에 있는 관절인 고관절은 구부리는 쪽이 앞면에 있고, 무릎관절은 뒷면에 있어서 서로 반대 방향으로 향한다. 그래서 대퇴동맥도 허벅지에서는 앞면을 지나가다가 내전근 안쪽을 통과하면서 무릎 뒤쪽을 향해간다. 그리고 무릎 아래쪽부터는 다리 뒷면을 지나간다.

정맥도 깊은 곳에 있는 비교적 굵은 정맥은 동맥과 함께 지나가지만, 피부 바로 아래쪽을 지나는 정맥도 많다. 이처럼 피부 바로 아래쪽을 지나는 정맥은 피부 겉쪽에서 보여 채혈하거나 정맥주사를 놓을 때 쓰이기도 한다.

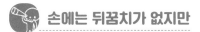

손에는 뒤꿈치가 없지만

흔히 정강이로 알려진 무릎 아래쪽 부분을 하퇴라 부른다. 정강이라 부르는 하퇴 앞면은 근육이 많이 붙어 있지 않지만, 장딴지라 부르는 뒷면은 근육이 발달해 있다.

장딴지 피부를 벗겨내면 안팎으로 갈라진 훌륭한 근육이 보이기 시작한다. 이 부위를 비복근(腓腹筋, 장딴지근)이라 부르는데, 대퇴골의 안쪽과 바깥쪽에서 시작해서 하퇴까지 이어진다. 비복근의 위쪽을 절개하여 뒤집었을 때 보이는 근육이 바로 가자미근이다. 말 그대로 생선 가자미와 모양이 닮아서 붙여진 이름이다.

하퇴에는 경골과 비골이 있는데, 이 두 뼈 뒷면에 가자미근이 붙어 있다. 가자미근은 비복근과 함께 인체에서 가장 큰 힘줄인 아킬레스건(Achilles tendon, 발꿈치힘줄)을 만들어 종골, 즉 발꿈치뼈까지 연결되어 있다. 비복근의 안쪽과 바깥쪽 그리고 가자미근 등 세 근육을 합쳐서 하퇴삼두근(下腿三頭筋, 장딴지세갈래근)이라 부른다. 이 근육들은 발끝으로 지면을 강하게 차는 기능을 한다.

손에는 뒤꿈치가 없지만, 발은 뒤쪽에 뒤꿈치가 튀어나와 있다. 그렇다면 발에는 왜 뒤꿈치가 튀어나와 있을까? 여기에는 이유가 있다. 발목 관절은 안팎에 있는 복사뼈 사이에 있는데, 아

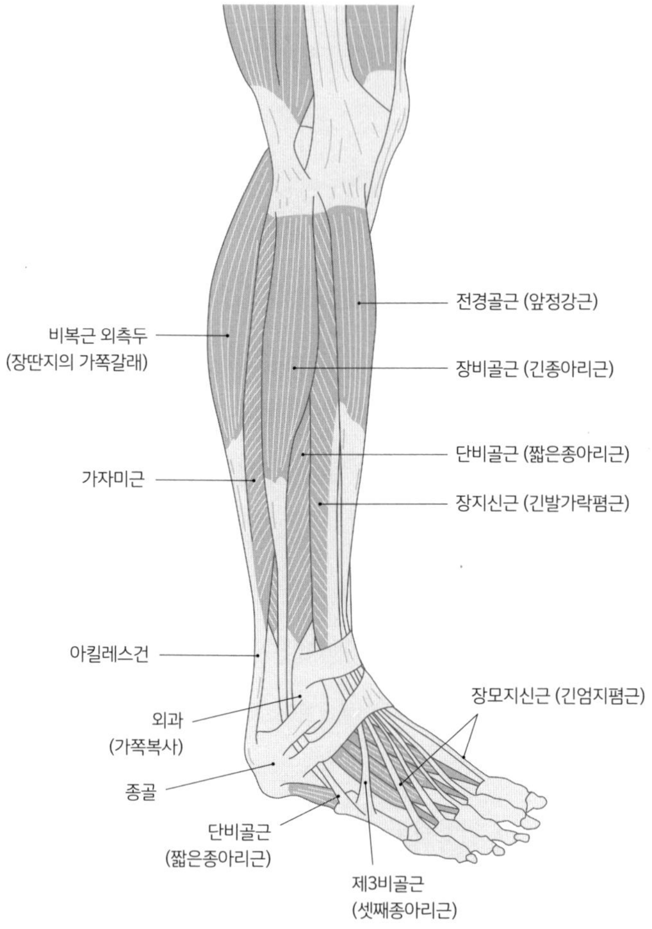

전경골근 (앞정강근)

비복근 외측두
(장딴지의 가쪽갈래)

장비골근 (긴종아리근)

단비골근 (짧은종아리근)

가자미근

장지신근 (긴발가락폄근)

아킬레스건

장모지신근 (긴엄지폄근)

외과
(가쪽복사)

종골

단비골근
(짧은종아리근)

제3비골근
(셋째종아리근)

킬레스건은 발목 관절보다 훨씬 뒤쪽에 붙어 있기 때문이다. 이는 지렛대의 원리로 따지면 복사뼈의 위치가 받침점, 발끝이 작용점, 아킬레스건이 힘점에 해당한다. 아킬레스건이 잡아당기는 뒤꿈치가 뒤쪽으로 물러나서 힘점이 멀어지면서 발끝으로 차는 힘이 세어진다. 따라서 이처럼 뒤꿈치가 발 뒤쪽으로 튀어나와 있지 않으면 발끝으로 지반을 강하게 찰 수 없다. 이 구조는 포유류의 특징이기도 하다.

아킬레우스는 그리스신화에 등장하는 영웅의 이름이다. 아킬레우스는 불사신의 몸을 가졌지만, 약점인 뒤꿈치에 화살을 맞아 죽음을 맞이한다. 아킬레스건이 손상되면 걸을 수 없으므로 치명적인 약점을 아킬레스건으로 표현한 것이다.

앞서 설명했듯이 걸어 다니려면 뒤꿈치가 발 뒤쪽으로 튀어나와 있어야만 한다. 하지만 그 튀어나온 뒤꿈치가 하퇴에서 뻗어나온 혈관과 신경을 발바닥까지 이어주는 데는 방해가 된다. 그래서 발바닥으로 가는 혈관과 신경은 어쩔 수 없이 안쪽 복사뼈의 뒤쪽을 지나간다.

또 하퇴삼두근을 제거하면 그 밑에 발가락을 구부리는 작용을 하는 가느다란 근육이 몇 개가 있다. 이 근육들도 발바닥에 도달하고자 안쪽 복사뼈의 뒤쪽을 지나간다. 근육, 힘줄, 혈관, 신경 모두 안쪽 복사뼈의 뒤쪽을 지나가는 셈이다.

그러나 혈관과 신경은 안쪽 복사뼈의 뒤쪽을 지나가도 괜찮지만, 발가락을 구부리는 근육의 모든 힘줄이 안쪽 복사뼈의 뒤쪽을 지나가면 균형을 잡는 데 좋을 리 없다. 그래서 균형을 잘 잡으려면 발바닥이 바깥쪽으로 향하도록, 즉 바깥쪽으로 어긋나 있어야만 한다. 그래서 하퇴, 즉 정강이 앞쪽의 근육 일부를 바깥쪽으로 조금 돌려서 바깥 복사뼈의 뒤쪽을 지나가도록 한다.

이처럼 균형을 맞추고자 정강이 근육의 일부만 바깥쪽으로 오게 한 탓에 발을 안쪽으로 구부리는 힘(內反, 내반)은 강하고, 바깥쪽으로 구부리는 힘(外反, 외반)은 약하다. 그래서 몸의 균형이 무너지면 발이 안쪽으로 꺾이며 발목이 삐게 되는 것이다.

하퇴의 앞면을 만져보면 정면에는 정강뼈인 경골만 만져진다. 실제로 하퇴에는 경골과 비골이 있지만, 굵은 경골과 달리 비골은 가늘다. 게다가 경골이 단단한 탓에 근육이 한쪽으로 치우쳐 정강이의 바깥쪽, 즉 몸 바깥쪽에 있는 비골 위를 덮고 있어서 비골은 눈에 띄지 않는다.

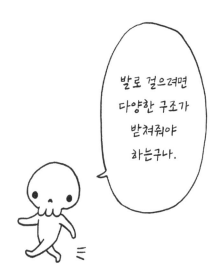

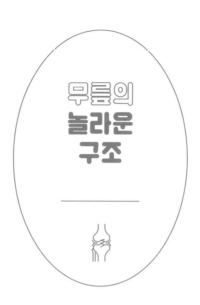

무릎의 놀라운 구조

 ## 인대가 끊어진다는 것은

해부를 실습할 때 관절 부분은 미뤄두었다가 상지와 하지의 해부를 끝낸 다음에 해부한다. 관절을 먼저 해부해버리면 뼈가 다 제각각 분해되어 다음 단계로 넘어갈 수 없기 때문이다.

몸을 마음대로 움직이려면 뼈와 뼈의 연결 부위가 다양한 방향으로 움직여야만 한다. 이 움직임을 실현하려면 관절에 다양한 요소가 있어야 한다. 우선 뼈와 뼈가 딱 붙어 있으면 관절을 구부릴 수 없으니까 틈이 있어야만 한다. 이 틈을 관절강(關節腔,

관절안)이라 부른다.

그다음으로 관절이 원활히 움직이게 해주는 윤활유가 있어야 한다. 이런 윤활유를 활액(윤활액)이라 부르는데, 뼈를 이 활액에 잠기게 하려면 주머니 형태로 주변을 완전히 감싸줘야만 한다. 그래서 관절포(관절주머니)라는 단단한 결합조직으로 된 주머니가 연결 부위를 완벽히 감싸서 관절강을 완전히 폐쇄된 공간으로 만들어준다. 그런데 관절강이라는 닫힌 공간에다가 윤활유를 어떻게 공급하는 것일까? 이 윤활유를 만들어내는 조직이 관절포 내면에 붙어 있는 활막(윤활막)이다. 활막에는 혈관이 풍부히 분포되어 있어서, 혈액으로 활액을 만들어서 분비한다.

이처럼 뼈와 뼈 틈새에 윤활액이 들어가 있으니, 관절이 엄청난 구조를 갖추었다고 생각할 수 있는데, 이뿐만이 아니다. 뼈와 뼈가 직접 닿으면 뼈가 갈리면서 관절에 문제가 생길 수 있다. 만약에 기계라면 연결 부위가 갈리지 않도록 접촉면을 매끈하게 닦아서 잘 미끄러지도록 매우 정밀히 가공할 것이다. 그러나 인체는 이와 달리 관절 표면을 연골이라는 다른 소재로 코팅한다. 이것이 바로 관절연골이다.

연골은 탄력성이 있고 매끄러우며 다량의 수분을 포함한다. 그래서 연골을 압박하면 연골이 수축하면서 내부에서 수분이 나온다. 즉 연골은 관절 표면을 덮기에 최적의 소재인 셈이다. 따라서 관절에는 반드시 이 관절연골이 있어야 한다. 이러한 조직들이 모여 관절을 이룬다.

다만 관절에는 대체로 인대라는 결합조직이 붙어 있어서 관절의 움직임을 제한하거나 보강해준다. 해부학 교과서에도 이런 관절 부위에 인대가 있다고 쓰여 있다. 그러나 실제로 해부해보면 어디에 인대가 있는지 정확히 알 수 없을 때가 많다. 왜냐하면 대체로 인대는 관절을 감싸는 관절포의 일부로 결합조직 섬유가 발달해 있으며, 관절포와 일체화하여 경계가 없으므로 정확히 구별되지 않기 때문이다.

그렇다면 운동선수가 인대가 파열되었다고 보도할 때 제대로 보이지도 않는 인대가 파열되었는지를 어떻게 알 수 있을까? 그 이유는 인대가 파열하면 인대뿐만 아니라 관절포를 포함한 주변 섬유조직도 끊어질 때가 많기 때문이다. 파열은 칼로 자른 것처럼 깔끔히 끊어지는 것이 아니라서 잘린 부분이 마치 찢어지듯이 터져 있다. 이를 보고 파열되었다는 사실을 알 수 있다.

그런데 예외적으로 관절포에서 독립된 인대도 있다. 그중 하나가 무릎관절에 있다.

체중의 다섯 배를 떠받드는 무릎관절

전신에 있는 관절 중 가장 많이 상처가 나는 부위는 무릎이다. 왜냐하면 무릎은 체중이 실리는 부위이기 때문이다. 무릎관절을 잘 살펴보면 맞붙어 있는 대퇴골과 경골이 상당히 다른 형상을 띠는 것을 알 수 있다. 대퇴골 아랫부분의 안쪽과 바깥쪽은 둥근 형태를 띠는데, 경골의 윗면은 평평한 형상을 띤다. 그래서 두 뼈가 접한 부분이 매우 좁아 거의 한 지점에 체중이 실린다.

이 덕분에 가동 영역은 넓게 확보할 수 있지만, 접한 부분이 좁아 무게가 한곳에 집중되고 만다. 게다가 무릎관절은 무려 체중의 다섯 배나 되는 무게가 실리는 부위다. 달리거나 뛰어올랐을 때만 충격이 다섯 배가 되는 것이 아니다. 평상시에 걸을 때도 무릎관절이 안정한 상태를 유지하도록 주변 근육이 수축해서 밀착하므로 그 힘까지 더해져 무릎에 가해지는 무게가 체중의 다섯 배가 된다.

그래서 운동하면 무릎에 실리는 무게가 더 많이 늘어난다. 그렇게 되면 관절연골에 매우 큰 힘이 실리면서 손상될 수 있다. 그래서 관절연골이 다치지 않도록 주변 관절포에서 관절반월(關節半月, 관절반달, 관절강에 있는 반달 모양의 판)이 뻗어 나와 경골과 대퇴골 사이를 채워서 뼈끼리 접하는 면적을 넓혀준다. 이 덕분에 무게가 분산되어 관절에 가해지는 부담이 줄어든다. 즉 관절

반월이 완충재 구실을 해서 무릎이 다치지 않도록 방지해준다.

그러나 격하게 운동하면 무릎이 손상되기도 한다. 특히 관절 반월은 자주 손상된다. 연골은 훌륭한 신체 부위이지만, 내부에 혈관이 지나가지 않는다는 단점이 있다. 즉 이 부위는 다치거나 상하면 저절로 회복되지 않는다는 뜻이다.

그래서 예전에는 통증 때문에 환자가 제대로 걷지 못하게 되면, 그 통증을 없애려고 연골 일부를 절제하는 수술을 진행했었다. 그러나 이 수술법은 일시적으로 통증은 줄여주지만, 완충재 구실을 하던 부위가 사라져 무게가 한쪽으로 치우치면서 남은 연골이 더 쉽게 닳는다. 그러니까 계속 격하게 운동하거나 나이가 들면 연골이 닳으면서 무릎관절 질환에 걸리는데, 여기서 더 심해지면 인공관절로 교체하는 수술을 받아야만 한다.

그러나 주변 관절포까지 심하게 손상되었을 때는 다친 부위를 그대로 봉합하면 주변을 지나는 혈관이 결합조직에서 뻗어 나와 상처를 치유할 수 있도록 도와준다. 그래서 최근에는 연골 일부를 절제하는 수술 대신에 관절반월을 봉합하는 수술을 시행한다. 단 손상이 적어서 연골만 다쳤을 때는 저절로 치유되지 않는다. 따라서 일부러 손상 부위를 넓혀서 저절로 회복할 수 있도록 촉진해주는 수술을 진행하기도 한다. 오히려 손상 부위가 넓을수록 쉽게 낫는다니 불가사의한 일이 아닐 수 없다.

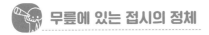
무릎에 있는 접시의 정체

무릎의 피부를 벗겨내 보면 관절 앞면에서는 대퇴사두근의 힘줄이 경골까지 이어진 모습을 확인할 수 있다. 이를 무릎인대라 하며, 그 아래쪽에 있는 작은 접시 모양의 뼈는 무릎뼈라 한다.

무릎뼈는 무릎인대 안쪽에 있는 뼈다. 이처럼 인대나 힘줄 안쪽에 있는 뼈를 종자골(種子骨, 종자뼈)이라 부른다. 손가락에도 종자골이 있지만 눈에 띄지 않을 정도로 작다. 무릎에 있는 종자골만 예외적으로 큰 편이다. 이 무릎뼈 덕분에 급격한 각도로 대퇴사두근의 힘줄을 꺾거나 돌릴 수 있다. 즉 무릎뼈가 무릎관절 앞쪽에 있으므로 도르래 구실을 하며 힘줄의 방향을 쉽게 바꿀 수 있게 해준다. 무릎을 구부리고 있으려면 힘줄의 방향을 바꿔줘야만 하는데, 무릎뼈가 이 방향을 바꿔주는 임무를 맡아 원활히 움직일 수 있도록 도와준다.

이쯤 되면 당신은 어떤 사실을 깨닫게 될 것이다. 무릎인대라는 명칭이 붙어 있지만, 사실은 이 부위가 대퇴사두근의 힘줄이라는 점을 말이다. 무릎인대는 무릎뼈 아래에 있는 경골까지 연결되어 있어서 경골과 무릎뼈 사이를 이어주는 구실을 한다. 다시 말해 대퇴사두근의 힘줄이 경골까지 이어지고, 그 중간에 무릎뼈가 있을 뿐이다. 그러니까 사실 무릎인대는 인대가 아니라 힘줄인 셈이다.

혹시 무릎반사라는 말을 들어본 적 있는가? 의사가 무릎 아래쪽을 고무망치로 두드렸을 때 다리가 저절로 올라가는 반응을 말한다. 이때 무릎인대를 고무망치로 치면 대퇴사두근이 당겨져 반사적으로 수축하는 모습을 볼 수 있다. 다리가 저절로 올라가면 이상이 없고, 반응이 없을 때는 신경에 이상이 있다는 뜻이다.

그러면 무릎인대와 무릎힘줄 중 어느 쪽이 올바른 표현일까? 사실 이에 관해서는 아무런 의논도 하지 않고 있으며, 앞으로도 크게 다룰 일이 없을 듯하다.

🔭 '손가락 교차'와 십자인대

무릎인대 위쪽을 따라 메스로 뒤쪽까지 한 바퀴 돌리며 절개하면 관절포를 떼어낼 수 있지만, 십자인대가 아직 붙어 있으므로 무릎은 바로 떼어낼 수 없다. 무릎관절의 양쪽에는 외측측부인대(가쪽곁인대)와 내측측부인대(안쪽곁인대)가 수직 방향으로 붙어 있다. 이 두 인대가 있어서 무릎을 구부리거나 관절이 뒤틀리거나 옆으로 어긋나지 않도록 막아준다.

그러나 내측측부인대는 관절포와 연결되어 있고, 외측측부인대는 관절포와 분리되어 있다. 왜냐하면 관절포가 대퇴골과 경골 사이에 있기 때문이다. 내측측부인대는 대퇴골과 경골 사이

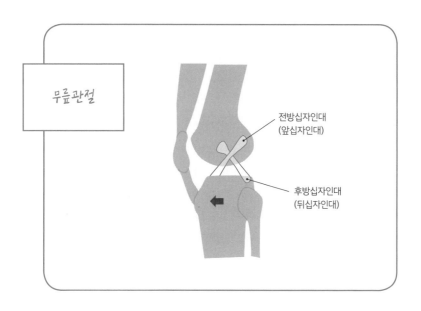

무릎관절

전방십자인대
(앞십자인대)

후방십자인대
(뒤십자인대)

에 있고, 외측측부인대는 대퇴골과 비골 사이에 있어서, 서로 지
나가는 방향이 다르다. 내측측부인대와 연결된 관절포는 경골
쪽으로 지나가지만, 외측측부인대는 비골 쪽으로 지나가면서 방
향이 갈린다.

　이런 구조 때문에 무릎관절을 절개할 때는 두 개의 측부인대
도 함께 절단해야 한다. 다른 관절은 인대를 절단하면 관절을 분
리할 수 있다. 하지만 무릎관절은 다른 관절과 달리 전방십자인
대(앞십자인대)와 후방십자인대(뒤십자인대)라는, 관절 내부에 독
립된 두 인대가 있다는 특징이 있다. 전방십자인대는 경골이 대

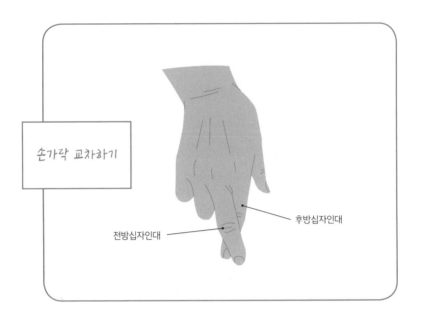

손가락 교차하기

후방십자인대

전방십자인대

퇴골 앞쪽으로 어긋나지 않도록 방지해주며, 후방십자인대는 경골이 대퇴골 뒤쪽으로 어긋나지 않도록 방지해준다. 우리가 무릎을 앞뒤로 바들바들 떨거나 삐끗삐끗하지 않고 순조롭게 걸을 수 있는 것은 모두 이 두 개의 인대 덕분이다.

그런데 십자인대라는 이름대로 실제로 두 개의 인대가 서로 교차하는데, 어느 방향으로 교차하는지 구분하기가 쉽지 않다. 그래서 쉽게 외울 수 있게 학생들에게 다음과 같은 방법을 알려준다.

오른쪽 손가락 중에서 검지와 중지를 (중지가 위쪽으로 오도록)

교차해보자. 그러면 그 모양이 오른쪽 무릎의 십자인대 형태와 똑같아진다. 교차한 중지처럼 전방십자인대가 바깥쪽에서 안쪽으로, 즉 후방 위쪽에서 전방 아래쪽을 향한다. 그리고 검지처럼 후방십자인대가 전방십자인대와 반대로 전방 위쪽에서 후방 아래쪽으로 교차한다. 이렇게 네 개의 인대가 전후좌우로 교차하며 무릎이 어긋나지 않도록 방지해준다.

전방십자인대와 후방십자인대를 제거해주면 대퇴골과 경골은 분리되고, 드디어 두 뼈가 접한 면을 관찰할 수 있다. 이때 경골의 윗면에 숨어 있던 관절반월을 확인할 수 있다.

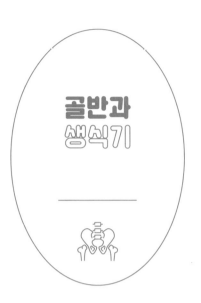

골반과
생식기

 남녀가 다른 생식기의 위치

남녀의 방광은 똑같이 생겼지만, 요도나 생식기는 다르게 생겼으므로, 골반을 해부할 때는 성별에 따라 해부 절차가 조금 달라진다. 남성은 골반 바깥쪽에서 진행하는 작업이 많고, 여성은 골반 안쪽에서 진행하는 작업이 많다. 즉 생식기가 골반 바깥쪽에 있느냐, 안쪽에 있느냐에 따른 차이로 해부 작업이 달라지는 셈이다.

그래서 생식기를 해부할 때는 남성 시신을 맡은 팀과 여성 시

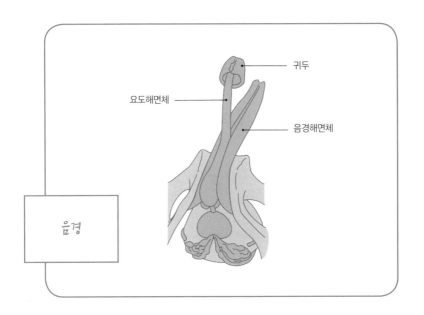

요도해면체

귀두

음경해면체

음경

신을 맡은 팀이 함께 해부를 진행한다. 그래서 해부 실습에서 되도록 남녀 시신을 똑같이 맞춰서 담당하도록 노력하지만, 애초에 남성보다 여성이 시신을 더 많이 기증하는 편이라 남녀 시신의 수를 똑같이 맞춰서 작업하기는 좀처럼 쉽지 않다.

골반의 바닥에 해당하는 부분을 회음(會陰, 샅)이라고 한다. 골반을 해부할 때는 가장 먼저 이 부위부터 작업하기 시작한다.

남성은 회음에 있는 음경과 정소(고환)부터 해부를 시작한다. 음경은 성적 자극을 받으면 발기하는 기관으로 내부는 요도해면체와 음경해면체라는 두 해면체(갯솜체, 해면 모양 구조의 발기 조직)

로 이루어져 있다. 요도해면체의 끝부분에는 귀두라고 불리는 버섯 또는 우산처럼 생긴 부위가 있다.

해면체는 안에 혈액을 머금은 스펀지 형태로 되어 있으며, 표면은 단단한 결합조직으로 둘러싸여 있다. 이 부위는 자극을 받으면 혈류가 유입되어, 부풀어 오르면서 단단해지고 커진다. 음경이 근육으로 되어 있다고 생각하는 사람이 많은데, 사실은 이두 가지 해면체로 이루어져 있다.

우선 위에 있는 음경해면체에서 귀두를 떼어내고 요도해면체를 떼어낸 뒤에 단면을 관찰한다. 정소는 좌우 허벅지 사이에 달린 음낭이라는 주머니에 들어 있다. 음낭의 피부에는 자잘한 주름이 잡혀 있는데, 이는 피부 밑에 있는 평활근이 수축하면서 생긴다. 이 주름이 정소의 온도를 낮춰주는 기능을 한다.

피부 겉쪽에서 봤을 때는 마치 정소와 요도의 출구 부위가 가까운 것처럼 보이지만, 실제로 해부해보면 전혀 그렇지 않다는 사실을 알 수 있다. 정소에서 만들어진 정자는 정소의 위에 있는 정소상체(精巢上體, 부고환)를 통해 배출된다. 정소상체의 안에는 구불구불하게 휘어진 관이 들어 있는데, 그 부위에 연결된 정관을 통해 이동한다. 정관은 음낭에서 위로 올라와 서혜부에 도달하면 복벽을 빠져나와 복강으로 들어간다. 그리고 방광 뒤쪽을 돌아서 전립선(前立腺, 전립샘)을 지난 뒤에 요도로 흘러 들어간다. 이처럼 정자는 배출될 때까지 이렇게 길고 긴 통로를 따라 기나긴 여정을 떠나야만 한다. 이 경로를 직접 볼 수 있으면 좋 겠지만, 정관에서 요도로 연결된 출구는 마치 바늘 끝처럼 가늘 어서 눈으로 확인할 수 없을 정도로 아주 작다.

남성과 달리 여성의 생식기는 특별히 눈에 띄지 않는다. 왜냐 하면 중요한 부위가 모두 골반 속에 있기 때문이다.

골반의 바닥에 있는 두 개의 격막

골반은 복부 내장이 아래로 처지지 않도록 받쳐주는 그릇 역 할을 도맡는다. 그런데 골격을 살펴보면 바닥 부분이 통 형태로 뚫려 있어서, 마치 그 뚫린 구멍으로 복부 내장이 떨어질 것 같 은 느낌도 든다. 내장을 받쳐주려면 골반 바닥이 막혀 있어야 하 겠지만, 남녀 모두 배변과 배뇨를 돕는 항문과 요도가 꼭 있어야 하고, 특히 여성은 출산할 때 산도도 확보해야만 하므로, 골반 바 닥이 뼈로 막혀 있어서는 안 된다.

그래서 골반 바닥은 뼈가 아니라 두 개의 격막(가로막)이라는 조직으로 막혀 있다. 격막의 본체인 골반격막(골반가로막)은 항문 거근(항문올림근)이라는 큰 근육으로, 골반의 벽부터 시작해서 직 장이 통과하는 항문을 향해 U자형으로 둘러싸고 있다. 이 항문

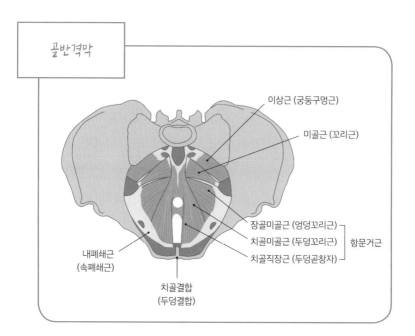

골반격막

이상근 (궁둥구멍근)

미골근 (꼬리근)

장골미골근 (엉덩꼬리근)
치골미골근 (두덩꼬리근) ⎤
치골직장근 (두덩곧창자) ⎦ 항문거근

내폐쇄근
(속폐쇄근)

치골결합
(두덩결합)

거근은 앞쪽에 구멍이 하나 나 있다. 이 구멍은 방광 출구로 요
도가 지나가는 부위다. 골반격막만 있어도 충분하지만, 앞쪽에
요생식격막(尿生殖隔膜, 비뇨생식가로막)이라는 근육이 더 붙어 있
다. 이 요생식격막과 항문거근이라는 두 격막이 골반 바닥을 이
룬다.

결합조직이 골반격막을 뒤덮고 있어서, 해부할 때 골반격막이
바로 보이지 않는다. 이 결합조직은 지방이 많이 섞여 있어서 피
하지방보다 단단하다. 이를 핀셋으로 제거해주면 그때야 골반격
막(골반가로막)이 보이기 시작한다.

항문거근 말단부의 구멍이 뚫린 부분에는 항문 주변을 둘러싸듯이 괄약근(조임근)인 항문괄약근(항문조임근)이 분포되어 있어서, 직장의 폭을 좁게 해 출구를 막아준다. 이렇게 인체의 출구에 해당하는 부위에는 반드시 괄약근이 있다. 방광과 연결된 요도, 여성의 자궁과 질은 요생식격막을 통과한다. 질 주변에는 괄약근이 없지만, 요도의 출구 주변에는 요도괄약근이 집중적으로 분포되어 있어서 출구를 물샐틈없이 막아준다. 이렇게 항문과 요도를 잘 막고 있어야 소변과 대변이 찼을 때 밖으로 새지 않기 때문이다. 그렇다면 요의와 변의를 느낄 때는 막혀 있는 이 출구가 어떻게 열릴까?

요도괄약근과 항문괄약근은 각각 평활근으로 이루어진 내요도괄약근과 내항문괄약근, 골격근으로 이루어진 외요도괄약근과 외항문괄약근이라는 2단 구조로 되어 있다. 변의를 느끼면 반사적으로 직장의 평활근이 수축하면서 내항문괄약근이 느슨해진다. 그러나 이렇게 되면 대변이 바로 새어 나올 수 있으므로, 외항문괄약근을 수축해서 대변이 나오지 않도록 막아준다. 그리고 화장실에 들어가서 배변할 준비가 끝난 상태에서 배에 힘을 주면 복압이 올라가며 대변이 배설된다. 요의를 느낄 때도 이와 마찬가지로 내요도괄약근은 내항문괄약근처럼 자기 의지대로 제어할 수 없지만, 외요도괄약근은 외항문괄약근처럼 자기 의지대로 제어할 수 있다.

 ## 골반의 내장을 적출하려면

골반에 있는 내장을 해부하려면 골반을 잘라야 하므로, 우선 안에 있는 내장을 모두 오른쪽으로 밀어낸다. 그리고 앞에 있는 치골결합(恥骨結合, 두덩결합, 좌우 치골이 그 사이의 섬유 연골을 통해 연결된 관절)을 메스로 절개하고 나서 톱으로 뼈를 좌우로 잘라서 둘로 나눠준다. 이때 직장을 잘못 건드리면 대변이 새어 나올 수 있으니 조심해서 잘라야만 한다. 그러니까 직장을 확실히 한쪽으로 밀어서 뼈와 간격을 둔 다음에 톱으로 잘라야 한다. 그리고 내장을 밀면서 뼈와 연결된 혈관과 신경, 결합조직을 절개한 뒤에 안에 들어 있는 내장을 꺼낸다.

여성 시신이라면 이때 자궁과 자궁관(난관), 난소를 관찰한다. 자궁은 달걀보다 크기가 작고 깔끔한 형태를 띤다. 자궁 한가운데를 절개하여 그 내부를 살펴보면 자궁벽의 근육 두께를 확인할 수 있다. 자궁벽은 평활근으로 되어 있는데, 임신하면 자궁이 커지고 늘어나면서 벽 두께가 얇아진다.

자궁 옆쪽을 살펴보면 자궁관이 있다. 그 자궁관 끄트머리가 나팔처럼 벌어져서 난소 위쪽을 뒤덮은 모습을 확인할 수 있다.

난소를 잘라서 단면을 살펴봐도 해부도에서 흔히 볼 수 있는 모습을 맨눈으로는 확인할 수 없다. 시신은 고령자가 많아서 난자를 보기 힘들 뿐만 아니라 생전에 자궁 질환으로 자궁이나 난소를 적출해서 없는 사람도 종종 있기 때문이다. 실습하는 학생으로서는 아쉽다는 생각이 들 수 있지만, 이 또한 인체를 해부하면서 배울 수 있는 점이다.

이처럼 시신 중에는 자궁뿐만 아니라 다른 부위에도 수술 흔적이 있거나 내장 일부가 절제된 사람도 있다. 따라서 학생들은 해부하면서 고인이 생전에 어떤 병에 걸렸으며, 어떤 삶을 살아왔을지 생각해볼 수 있다.

방광과 소화기의 공통점

방광은 메스로 위에서 아래로 절개하면 내부 모습을 관찰할 수 있다. 벽은 평활근으로 되어 있어서, 소변이 들어 있을 때는 늘어나고, 없을 때는 줄어든다. 그러나 해부를 실습할 때는 사전에 포르말린으로 가공한 상태이므로, 방광이 단단해져서 수축하는 모습은 관찰할 수 없다.

방광 바닥 한가운데에는 작은 구멍이 나 있다. 이 부위에 연결된 요도로 소변이 나오는데, 그 뒤쪽에도 구멍이 좌우로 두 개가

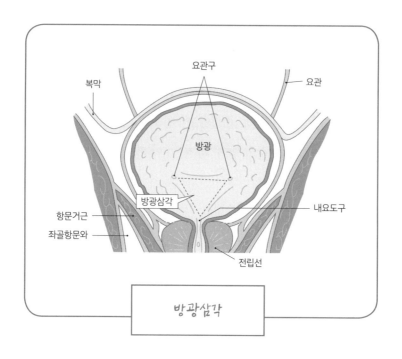

요관구

복막

요관

방광

방광삼각

내요도구

항문거근

좌골항문와

전립선

방광삼각

뚫려 있다. 이 두 구멍이 양쪽 신장과 연결된 요관구(尿管口, 요관
구멍)다. 이 세 구멍을 이어주는 부위를 방광삼각(膀胱三角)이라
고 하며, 이 부분은 다른 부위보다 두껍고 단단하다.

이 방광삼각만 방광의 다른 부위와 발생 기원이 다르다고 한
다. 방광은 대체로 장 등의 소화관(위창자관)과 똑같은 조직이라
서 수축성이 있지만, 방광삼각 부분은 신장 등의 비뇨기와 똑같
은 조직이므로 단단해서 늘어나지 않는다. 이처럼 방광은 소화
기와 비뇨기의 특징이 섞인 장기다.

이렇게 방광을 관찰한 다음 요관을 절개해나간다. 요관도 소변이 들어 있을 때는 넓어지지만, 평소에는 오그라들어서 줄어든 상태를 유지한다. 수축하면서 주름진 내벽의 단면을 살펴보면 별 모양을 띤다.

요도의 길이는 남성이 여성보다 길다. 그러면 성능은 어느 쪽이 더 좋을까? 여성은 요도의 길이가 짧은 만큼 소변을 참기 힘들 뿐만 아니라 세균에 쉽게 감염되어 방광염에 잘 걸린다는 단점이 있다. 이와 달리 남성은 여성보다 소변도 더 잘 참을 수 있고 방광염도 덜 걸릴 뿐만 아니라 소변을 서서 볼 수 있다는 장점이 있다. 그러나 남성은 요도가 긴 만큼 잘 막히고 전립선 주변이 자주 압박된다. 이처럼 남녀의 신체는 각기 다른 장단점이 있다.

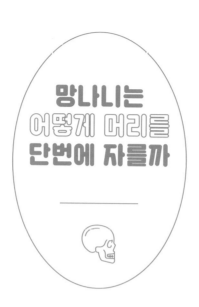

망나니와 기요틴

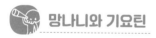

머리를 해부할 때 가장 먼저 해야 할 작업은 머리를 잘라서 떼어내는 일이다. 머리가 목에 붙어 있으면 해부하기 힘들기 때문이다. 그런데 머리를 잘라내는 일은 생각보다 쉽지 않다.

우선 시신의 머리카락은 사전에 밀어두었으므로 바로 두개골 뒤쪽 피부를 절개해서 뒤집은 다음 조심스럽게 근육을 제거해준다. 그리고 끌을 사용해서 척주관(脊柱管)의 추궁을 두개골 바로 아래쪽까지 벌려주면 두개골과 척추 사이 관절이 잘 보이기 시

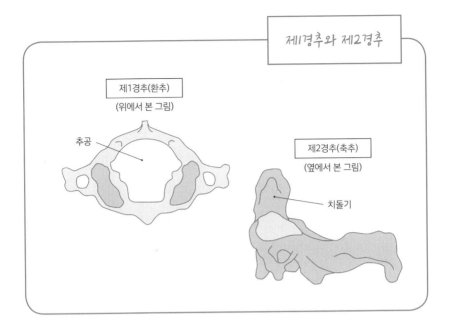

제1경추와 제2경추

제1경추(환추)
(위에서 본 그림)

추공

제2경추(축추)
(옆에서 본 그림)

치돌기

작한다.

　머리를 잘라서 떼어낼 때는 두 단계로 진행한다. 첫 번째 단계로 제1경추(제일목뼈)와 제2경추(제이목뼈) 사이를 메스로 절개하여 관절을 벌려준다. 이때 추골 주변에 있는 내장과 혈관, 신경 등을 함께 자르지 않도록 될 수 있으면 척추에서 떨어트려 놓는다. 두 번째 단계로 제1경추와 제2경추 사이를 메스로 떼어낸다. 이 단계에서는 아직 두개골에 제1경추가 붙어 있는 상태다.

　그리고 두 번째 단계에서는 메스와 겸자, 펜치와 같은 기구를 사용해서 두개골에서 제1경추를 떼어낸다. 이렇게 해주면 두개골을 조금 더 쉽게 해부할 수 있다.

이러한 작업을 거치다 보면 관절을 떼어내는 일이 얼마나 힘든지 실감할 수 있다. 에도시대 때는 망나니가 칼로 단번에 죄수의 목을 베었다고 한다. 그러나 그렇게 머리를 깔끔히 자르려면 제1경추와 제2경추 사이에 정확히 칼을 찔러 넣어야만 한다. 그러므로 이를 해낸다는 것은 마치 신기에 가까운 일이었다.

경추(頸椎, 목뼈)는 제1경추부터 제7경추까지 일곱 개의 뼈로 구성되어 있는데, 이 중에서 특히 제1경추와 제2경추는 그 형태가 독특하다. 제1경추는 고리 형태를 띠고 있어서, 그 고리 구멍에 제2경추 위에 튀어나온 치돌기(齒突起, 치아돌기)가 끼워져 있다. 그런 구조 덕분에 마치 바퀴가 축의 주변을 회전하듯이 제1경추가 회전하면서 고개를 돌릴 수 있는 것이다. 그래서 제1경추는 고리 모양의 경추라는 뜻의 환추(環椎, 고리뼈), 제2경추는 축 모양의 경추라는 뜻의 축추(軸椎, 중쇠뼈라고도 하는데 중쇠는 바퀴 한가운데 구멍에 박힌 긴 쇠를 뜻한다.)로 부르기도 한다.

따라서 머리를 떼어낼 때는 제1경추와 제2경추 사이의 치돌기까지 통째로 잘라내야 하는데, 이 좁은 틈을 노리기란 여간 어려운 일이 아니다. 그러면 망나니는 엑스레이도 없던 시절에 어떻게 이 부위를 노려서 자를 수 있었을까? 그렇게 생각해보면 망나니의 참수 실력은 가히 명인의 솜씨나 다름없는 수준이었다.

이런 어려움 때문에 실력이 부족한 사람이 목을 쳤을 때는 굉장히 참혹한 일이 벌어졌다고 한다. 이런 점을 고려할 때 프랑스에서 사용되었던 기요틴은 보기에는 잔혹해 보일지라도, 목을 베는 데 특별한 기술도 필요하지 않을 뿐만 아니라 실패할 일도 없으므로, 오히려 인도적인 발명품인 셈이다.

두개골 내부의 단단한 막

두개골 내면에는 뇌를 감싸는 경막이라는 단단한 막이 붙어 있다. 이 경막을 제거하면 뇌가 보인다. 이 막은 두개골에 찰싹 달라붙어 있을 뿐 뇌와 연결되어 있지는 않다. 그래도 해부할 때 두개골에 붙어 함께 딸려 올라올 수 있으니 주의해야만 한다.

경막은 단순히 뇌를 감싸줄 뿐만 아니라 뇌 사이에 두 군데의 큰 주름을 만들어낸다. 하나는 좌우의 대뇌반구 사이에 수직으로 접힌 대뇌겸(大腦鎌, 대뇌낫)이라는 주름이며, 또 다른 하나는 대뇌와 소뇌 사이에 수평에 가깝게 접힌 소뇌천막이라는 주름이다. 이렇게 수직과 수평으로 주름이 접혀 있어서 무리해서 경막을 잡아당기면 뇌가 손상될 수 있다. 그러므로 해부할 때는 뇌를 꺼내기 전에 경막을 군데군데 잘라줘야 한다.

보통 해부를 실습하기 전에 미리 뇌를 제거해두므로 학생들은 두개골에 남은 경막을 관찰하게 된다. 경막은 힘줄이나 인대처럼 콜라겐으로 이루어진 튼튼한 결합조직이다. 막은 얇지만 단단하고 뼈와 비슷한 하얀색을 띤다.

뇌를 수술할 때는 경막을 절개해야 하므로, 절개한 부분에 인공 경막을 이식하고 뼈를 덮어서 수술을 마무리한다. 보통 조직을 이식하면 면역계가 거부반응을 일으킨다. 그래서 그런 일이 일어나지 않도록 미리 면역반응을 일으킬 만한 성분은 제거하여 순수한 콜라겐에 가까운 형태로 인공 경막을 만들어서 사용한다.

또 경막 안에는 정맥이 지나가는데, 이를 경막정맥동(硬膜靜脈洞, 경막정맥굴)이라 한다. 뇌로 보낸 혈액은 모두 이곳에 모여 최종적으로 뇌 바닥부의 경정맥공(頸靜脈孔, 목정맥구멍)에서 내경정맥(內頸靜脈, 속목정맥)이 되어 나온다.

뇌가 들어 있는 공간을 두개강(頭蓋腔, 머리뼈안)이라 한다. 이 두개강의 바닥에는 뇌와 연결된 혈관과 뇌에서 나오는 뇌신경의 통로가 되는 구멍이 많이 뚫려 있다. 해부를 실습할 때는 이 부위를 자세히 관찰한다.

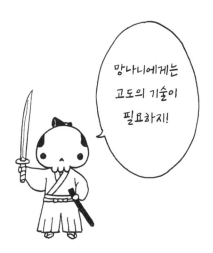

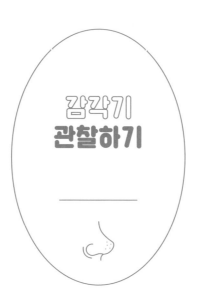

 머리의 다양한 부위와 연결된 코

코와 입 등을 관찰하려면 머리를 수직 방향으로 좌우를 나눠서 살펴봐야만 한다. 이때 뼈 부분은 톱을 이용해서 자르고, 나머지 부드러운 부위는 메스를 이용해서 절개한다. 머리 뒤쪽은 이미 잘라둔 상태이므로 앞쪽만 자르면 되어서 의외로 작업이 간단하다.

머리뼈 속에 비강(鼻腔)이라는 큰 공간이 있는데, 머리를 반으로 가르면 한가운데가 비중격(鼻中膈, 코중격)이라는 벽으로 좌우가 구분되어 있다는 사실을 알 수 있다. 그런데 학생들이 해부하면 한가운데를 제대로 자르지 못하고, 대체로 한쪽으로 치우치게 자를 때가 많다. 그럴 때는 남아 있는 비중격을 떼어낸 후 그 내부를 관찰한다.

비중격을 떼어내면 옆면에 구조물이 튀어나와 있다. 이 구조물을 비갑개(鼻甲介, 코선반)라고 한다. 비갑개는 상중하의 세 개 층으로 이루어져 있다. 각 층은 뼈로 되어 있으며, 점막으로 덮여 있다. 비갑개의 아래쪽으로 공기가 통하는 길이 있는데, 이 또한 상중하 세 개의 통로로 이루어져 있다.

그러나 코는 단순히 공기를 들이마시고 내쉬는 출입구가 아니다. 비강이라는 공간이 가느다란 통로로 머리의 다양한 부위와 연결되어 있다.

우선 첫 번째로 비강 주변 뼛속에 뚫린 통로가 있다. 이 부위를 부비동(副鼻洞, 코곁굴)이라 하는데 전두골(前頭骨, 이마뼈)에는 전두동(前頭洞, 이마굴), 상악골(上顎骨, 위턱뼈)에는 상악동(上顎洞, 위턱굴), 사골(篩骨, 벌집뼈, 눈 사이의 코 윗부분에 있는 뼈)에는 사골동(篩骨洞, 벌집굴), 접형골(나비뼈)에는 접형동(蝶形洞, 나비굴)이라는 네 개의 통로가 있다. 이 네 개의 통로도 개구부 기능을 하는 비강과 연결되어 있다.

두 번째로 눈과 연결된 비루관(鼻淚管, 코눈물관)이라는 통로가

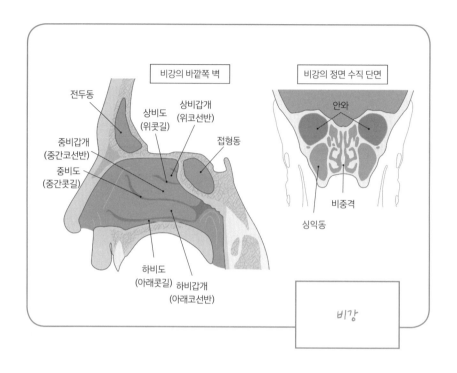

비강의 바깥쪽 벽

전두동

상비도
(위콧길)

상비갑개
(위코선반)

중비갑개
(중간코선반)

중비도
(중간콧길)

접형동

하비도
(아래콧길)

하비갑개
(아래코선반)

비강의 정면 수직 단면

안와

비중격

싱익동

비강

있다. 눈에 고인 눈물은 눈머리 주변에 있는 비루관을 통해 비강
으로 흘러 들어간다. 그러니까 눈물을 흘리면 콧물이 나오는 것
은 눈과 코가 이렇게 이어져 있기 때문이다.

세 번째로 귀와 연결된 유스타키오관(Eustachian tube, 귀관)이
라는 통로가 있다. 이 통로가 시작되는 곳은 엄밀히 따지면 코가
아니라 코보다 뒤쪽에 있는 인두(咽頭, 입안과 식도 사이에 있는 소화
기관으로 공기와 음식물을 구분하여 섭취하게 한다.)의 가장 윗부분에
해당하는 부위다. 이 부위부터 고막(귀청) 안쪽에 있는 중이(가운

데귀)까지 연결되어 있다. 그래서 감기에 걸렸을 때 비강 점막에 염증이 생기면 감기 바이러스가 귀까지 영향을 미쳐 중이염에 걸리기도 한다. 이처럼 코는 머리의 다양한 공간과 연결되어 있다.

🦷 머리를 가볍게 해주는 콧속 공간

해부하다 보면 머리뼈 내부에 많은 공간이 있다는 사실을 알 수 있다. 이 모든 공간이 비강과 연결되어 있다. 또 머리뼈는 일정한 형태를 띠지만, 부비동의 형태나 크기는 개인차가 매우 클 뿐만 아니라 특정한 형태를 갖춘 것도 아니다.

머리에는 뇌와 눈, 코, 입, 귀가 모여 있다. 각 부위는 특정한 목적과 형태가 있다. 이 기관들의 특징을 만족하려면 각 부위 사이에는 반드시 간격이 존재해야만 한다. 그 간격이 바로 부비동에 해당한다. 또 이 부위는 뼈로 공간을 만들어 머리 무게를 최소화하는 구실을 한다. 그렇지 않아도 머리는 뇌만으로도 충분히 무거워서, 머릿속 공간까지 빈틈없이 뼈로 가득 채워버리면 신체의 균형이 무너질 수 있다. 그래서 머릿속에 부비동이라는 공간이 생겼으리라고 추측한다.

부비동도 간과 마찬가지로 형태가 정해진 것이 아니다. 따라서 주변 기관의 형태에 맞게 모양이 바뀌므로 사람마다 그 공간의 형태가 달라진다. 사람마다 목소리가 다른 이유도 이 공간의 차이로 소리의 울림이 변화하기 때문이다.

보통 평소에는 콧속이 어떻게 생겼는지 크게 신경을 쓰지 않는다. 그러나 콧구멍에 면봉을 일자로 집어넣어 보면 상당히 깊숙한 곳까지 뚫려 있다는 사실에 놀라게 된다. 그런데 해부하면서 콧속 벽면을 제거해버리면 콧구멍의 원래 형태를 알 수 없게 되어, 원래 그곳에 비강이 있었다는 사실을 잊게 될 수도 있다.

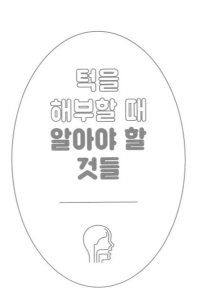

연골에 따라 달라지는 턱관절의 움직임

턱을 해부할 때 몇 가지 중요한 부위가 있다. 그중 하나가 귀 앞쪽 측두부에 있는 턱을 움직이는 관절과 근육이다. 이 턱관절은 악관절(顎關節)이라 하며, 근육은 저작근(咀嚼筋, 씹기근육)이라 한다.

귀 앞쪽에는 뼈가 양옆으로 튀어나온 권골궁(顴骨弓, 광대활)이 라는 아치 모양의 뼈가 있다. 저작근의 하나인 교근은 이 권골궁에서 시작해서 하악골 아래쪽 주변에서 끝난다. 또 다른 하나는 권골궁보다 깊은 곳을 지나는 측두근(側頭筋, 관자근)이다. 실제로 자신의 권골궁 위쪽과 아래쪽을 만지면서 이를 꽉 물어보면 근육이 단단해진다는 사실을 알 수 있다. 이 부위가 바로 저작근이다.

권골궁의 조금 아래에 있는 교근을 잘라서 아래쪽으로 뒤집어 주면 하악골이 보이기 시작한다. 권골궁의 앞쪽 끝과 뒤쪽 끝부분을 톱으로 최대한 잘라주면 측두근이 하악골에서 끝나는 모습을 볼 수 있다.

측두근을 들어 올리면 안쪽에는 동맥과 정맥이 지나가며, 그 안쪽으로 근육이 보이기 시작한다. 악관절은 권골궁 바로 뒤쪽과 귀 바로 앞쪽에 숨어 있으므로, 하악골 윗부분의 위치를 확인하면서 메스로 턱관절의 관절포를 절개한다. 그러면 악관절을 형성하는 뼈가 보이기 시작한다.

악관절 위쪽 뼈가 측두골의 하악와(下顎窩, 턱관절오목), 아래쪽 뼈가 관절 돌기의 끝부분에 있는 하악두(下顎頭, 턱뼈머리)다. 이 두 부위는 바로 접해 있지 않고 사이에 얇은 연골이 껴 있는데, 이 연골을 관절원판(關節圓板, 관절원반)이라 부른다. 이 관절원판이 없으면 턱은 제 역할을 다할 수 없다. 관절원판 덕분에 움직임에 여유가 생겨서, 하악골과 위쪽 두개골을 벌리는 개폐운동을 할 수 있을 뿐만 아니라 앞뒤로 턱을 내밀고 당길 수 있다. 턱

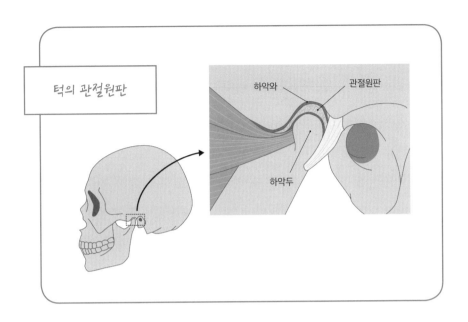

턱의 관절원판

하악와   관절원판

하악두

이 위아래로만 움직이면 음식물을 제대로 씹을 수 없다.

관절 사이에 연골 판이 들어 있는 관절은 악관절과 손목 관절 밖에 없을 정도로 매우 드물다. 손목에는 요골과 척골이 있는데, 두 뼈 중에서 새끼손가락 쪽에 있는 척골은 손목뼈와 직접 접해 있지 않고, 그 두 뼈 사이에 연골 판이 들어 있다. 손목뼈에 직접 접해 있는 뼈는 오로지 요골뿐이며, 이 관절 부위를 요골수근관절(撓骨手根關節)이라 한다. 따라서 악관절과 손목 관절은 전혀 다른 관절 형태를 띠는 것을 알 수 있다.

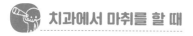

치과에서 마취를 할 때

악관절을 관찰한 후 하악골을 제거해준다. 그러면 안쪽에서 입으로 이어진 많은 신경과 혈관이 하악골 속으로 연결된 모습을 볼 수 있다. 하악골을 잘라보면 안에서 치아와 연결된 신경과 혈관을 확인할 수 있다.

시신은 대체로 고령자이므로 치아가 없을 때도 많다. 하지만 하악골 안쪽을 지나는 신경이나 혈관이 아래턱 앞쪽의 돌출된 부위에서 피부 아래쪽으로 나와 있는 모습을 볼 수 있다. 이를 턱끝신경이라 한다. 턱끝신경은 하악신경(下顎神經, 아래턱신경)에서 갈라져 나와 하치조신경(下齒槽神經, 아래이틀신경)이 되었다가 거기서 다시 갈라져 나와서 턱 끝, 즉 아래턱 가장 앞쪽으로 나온 신경이다.

턱끝신경은 아랫입술과 아래턱 앞니, 앞어금니와 닿는 볼 점막의 감각을 담당한다. 그래서 치아를 치료할 때 잇몸에 부분 마취를 하면 통증을 느끼지 못할 뿐만 아니라 아랫입술까지 마비된다. 그래서 마취가 풀리기 전에 물을 마시면 입을 제대로 다물지 못해서 물을 흘리게 된다.

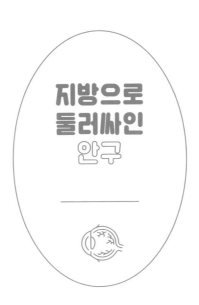

 ## 안구를 움직이게 해주는 구조

안구가 들어 있는 우묵한 부위를 안와(眼窩, 눈확)라고 하는데, 이 부위도 뼈로 둘러싸인 공간이다. 안와의 천장을 만드는 뼈는 두개골의 앞부분인 전두개와(前頭蓋窩, 앞머리뼈우뚝)의 바닥에 해당한다.

안와를 해부할 때는 전두개와의 바닥 쪽 뼈를 제거해주면 위에서 안와의 모습을 관찰할 수 있다. 끌을 사용해서 뼈를 제거하면 안와골막(眼窩骨膜, 눈확뼈막)이라는 하얀 막이 보이기 시작한다. 그 막을 가위로 잘라내면 안와의 모습을 자세히 볼 수 있다.

가장 먼저 눈에 띄는 부분은 안구 주변 틈새를 가득 채운 지방이다. 안구를 빙글빙글 움직여서 다양한 방향을 보려면, 눈 주변이 단단한 뼈로 이루어져서는 안 된다. 그래서 활액주머니와 같은 장치도 갖추고 있지만, 안구 주변은 근육이 수축하거나 혈관과 신경이 지나가므로, 이를 담아내려면 무엇보다 지방으로 부드럽게 감싸는 구조가 가장 적합하다.

안와의 지방은 피하지방 등과 달리 윤기 있고 아주 깨끗한 황색을 띠며 부드러워서, 핀셋으로 손쉽게 꺼낼 수 있다. 피하지방은 단단한 콜라겐으로 그물을 만들어 지방을 둘러싸는데, 이 안와의 지방은 지방 알맹이 하나하나가 부드럽게 감싸고 있고, 그 알맹이 사이를 연결해주는 콜라겐도 매우 무르다. 그래서 지방 뭉치를 꺼낼 수 있다. 즉 그만큼 지방이 부드러워서 안구를 잘 움직일 수 있다는 뜻이다.

지방이 붙어 있는 모양은 사람마다 차이가 있다. 자가면역질환 중에 그레이브스병(Graves disease)이라는 갑상선 질환이 있는데, 이 병에 걸리면 눈이 튀어나오는 증상이 나타난다. 이 증상은 갑상선(갑상샘)에 작용하는 항체가 눈에 있는 지방에도 작용하여 염증을 일으키고, 부종처럼 지방이 부풀어 오르게 하면서 생긴다. 또 살이 빠지면 안와의 지방도 함께 빠지므로, 눈 주위의 피부가 푹 꺼지면서 마치 눈이 커진 것처럼 보이는데, 눈 건강을 위해서는 적당량의 지방이 꼭 있어야 한다.

호사스러운 구조를 띠는 눈

안와의 지방을 제거해가면 상안와열(上眼窩裂, 위눈확틈새, 접형골에 있는 틈새)로 들어온 뇌신경 줄기가 보이기 시작한다. 이 줄기는 전두신경(前頭神經, 이마 피부에 분포한 신경)으로 이 아래에 있는 상안검거근(上眼瞼擧筋, 눈꺼풀올림근)이 눈꺼풀을 끌어 올리는 기능을 한다.

그리고 지방을 제거하고 나면 외안근(外眼筋, 안구근육)이라는, 안구를 움직이는 데 쓰이는 근육이 여섯 개나 된다는 사실을 알 수 있다. 가장 먼저 상안검거근 아래쪽에 상직근(上直筋, 위곧은근), 코와 가까운 쪽 벽을 따라 상사근(上斜筋, 위빗근)이 보이기 시작한다. 상사근은 앞쪽에 있는 활차(도르래)를 지나면서 방향을 바꿔 안구의 윗면에 부착되어 있다. 상사근보다 깊은 부위에는 내측직근(內側直筋, 안쪽곧은근)이 안구에 부착되어 있으며, 안와의 바깥쪽 벽에는 외측직근(外側直筋, 가쪽곧은근)이 보인다.

방금 본 근육의 뒤쪽으로 더듬어 가보면 안구 뒤쪽에 시신경이 시작된다는 사실을 알 수 있다. 시신경 주변은 총건륜(總腱輪,

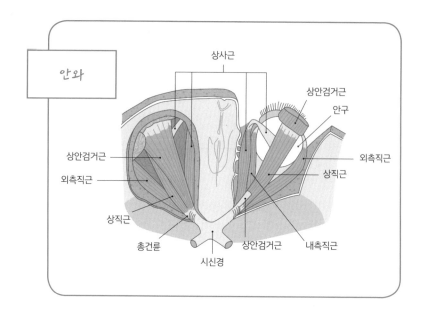

안와

상사근

상안검거근
안구

상안검거근

외측직근

외측직근

상직근

상직근

총건륜

상안검거근

내측직근

시신경

온힘줄고리)이라는 단단한 결합조직으로 되어 있으며, 이 부위가 외안근이 기시하는 곳이다.

시신경을 관찰하면 그 안쪽에 가느다란 동맥이 들어 있는 모습을 볼 수 있다. 이는 안동맥(눈동맥) 줄기인 망막중심동맥으로 안구 속 망막에 분포한다. 안저검사는 이 동맥이 망막 표면을 지나가는 모습을 확인하는 검사법이다.

이제 외안근은 여섯 개 중에 두 개가 남아 있는데, 남은 두 외안근은 안구를 끄집어내면 그때야 보이기 시작한다. 안구의 앞면 검은자위의 가장자리부터 1센티미터 정도 떨어진 부위에서 결막을 절개하고 안구 표면의 공막(흰자위막)을 노출한다. 그리고 안와 윗면부터 안구를 들어 올리면서 붙어 있는 근육을 하나씩 잘라낸다. 그렇게 하면 드디어 안구의 밑면에 있는 하직근(下直筋, 아래곧은근)과 하사근(下斜筋, 아래빗근)이 보이기 시작한다. 마지막으로 시신경 등 안구에 연결된 신경과 혈관을 자르면 안구를 적출할 수 있다.

이렇게 안구를 움직이려면 여섯 개의 근육이 필요한데, 이를 위해서 열두 가닥의 뇌신경 중에서 세 가닥을 사용해야 한다. 눈은 이처럼 굉장히 호사스러운 구조를 띤다. 그렇다면 과연 안구를 움직이는 일이 이렇게 호사스러운 구조를 띨 만큼 중요할까? 외안근은 의도한 대로 안구를 움직이는 것뿐만 아니라 또 다른 큰 소임을 맡고 있다. 그것은 바로 카메라의 손 떨림 방지와 같은 기능이다. 몸이나 머리가 움직일 때 안구도 함께 움직이면서 시야가 흔들린다면 어지러움을 느낄 수 있다. 이를 방지하려면 몸이나 머리를 움직일 때 반사적으로 안구를 반대 방향으로 움직여서, 시점을 일정하게 유지할 수 있어야 한다. 그래야 보이는 장면이 흔들리지 않기 때문이다. 이 작용을 맡은 장치가 바로 외안근이다.

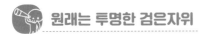

외안근을 관찰한 다음 적출한 안구를 메스로 절단하여 안구의 구조를 살펴본다. 그러나 대체로 안구 내부의 상태가 좋지 않을 때가 많아서 살펴볼 수 있는 범위 내에서 확인한다.

안구는 탁구공보다 약간 작은 크기(지름 2.5cm)의 공 모양으로 3층 구조의 막으로 이루어져 있다. 가장 바깥쪽 막은 섬유막이라는 단단한 결합조직이다. 섬유막의 대부분은 하얀색을 띠며 탄탄한 막으로 이루어져 있어서, 이 부분을 공막이라 부른다. 그러나 모든 부위가 하얗고 불투명하면 기능을 제대로 수행하지 못하므로, 빛을 받아들이는 앞쪽 부분은 투명하다. 이 투명한 부분을 각막(맑은막)이라 부른다. 안구를 앞에서 살펴보면 흰자위와 검은자위가 보인다. 공막으로 이루어진 하얀 부위를 흰자위라 하며, 투명한 각막을 통해서 안쪽이 검게 보이는 부위를 검은자위라 한다.

섬유막 내부에 붙어 있는 두 번째 막은 혈관이 풍부한 혈관막이다. 혈관막 앞쪽에는 두 개의 돌기가 있는데, 하나는 모양체(섬모체)이며 또 다른 하나는 홍채(눈조리개)다. 모양체는 진대(zonule of Zinn, 섬모체띠 또는 수정체걸이인대, 독일의 해부학자 요한 진(Johann Gottfried Zinn)의 이름을 따서 붙였다.)라는 섬유로 이루어져 있으며, 렌즈 역할을 하는 수정체를 연결해준다. 멀리 있는 사물을 볼 때는 모양체가 이완하면서 안쪽으로 우묵하게 들어가고, 진대가 당겨지면서 수정체가 얇아진다. 가까이에 있는 사물을 볼 때는 모양체가 수축하여 수정체에 가까워지면서 진대가 느슨해지고, 수정체는 탄성 때문에 원래 두께로 되돌아간다. 이렇게 렌즈(수정체)의 두께를 변화시켜 초점을 조절한다.

홍채는 검은자위 속에 방사형으로 퍼져 있는 부분을 말한다. 그 한가운데에 있는 구멍을 동공이라 한다. 홍채는 동공의 크기를 바꿔가며 안구에 들어오는 빛의 양을 조절한다. 카메라로 예를 들면 조리개의 기능에 해당하는 것이다.

그리고 가장 안쪽에 있는 세 번째 막은 망막이다. 이 부위에는 빛을 감지하는 시세포가 분포하는데, 맨눈으로는 이 시세포를 직접 확인할 수 없다. 안구 안으로 들어온 빛은 가장 깊숙한 부위에 있는 망막에서 잡아낸다.

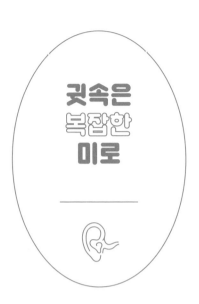

소리를 전달할 때 필요한 청소골

귀는 바깥쪽에서 보이는 부분이 극히 일부분이며, 대부분은 머리뼈 속에 숨어 있다. 바깥쪽에서 보이는 부분은 외이(外耳, 바깥귀)라 하며, 귓바퀴(이개)·귓구멍(외이도)·귓구멍 안쪽에 있는 고막까지가 이에 해당한다. 안에 숨겨진 부분은 중이와 내이(內耳, 속귀)라 한다. 중이는 고막 안쪽에 있는 공간을 말하며, 내이는 더 안쪽에 있는 측두골 속 미로처럼 복잡한 관 모양의 기관을 말한다.

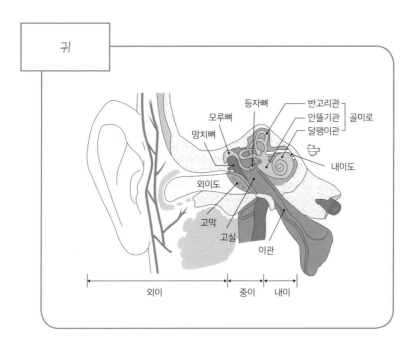

귀

반고리관
등자뼈
모루뼈 안뜰기관 골미로
망치뼈 달팽이관
내이도
외이도
고막
고실
이관

외이   중이   내이

　귀를 해부할 때는 가장 먼저 귓바퀴를 잘라내고 나서 외이도
(外耳道, 바깥귀길)를 절개한다. 외이도의 3분의 1에 해당하는 외
부는 연골로, 3분의 2에 해당하는 내부는 뼈로 이루어져 있다.
그러므로 연골은 메스로 절개하고, 뼈는 끌을 사용해서 벌려준
다. 안쪽까지 벌려주면 고막이 보이기 시작한다. 고막 너머로 안
쪽에 있는 청소골(聽小骨, 귓속뼈)의 일부인 망치뼈가 붙어 있는
모습을 볼 수 있다.

　고막 주변 뼈를 조심스럽게 깎은 뒤에 고막을 핀셋으로 찢어내
서 조심히 제거한다. 그러면 고막 안쪽에 있는 공간이 보이기 시

작한다. 이 공간을 고실(鼓室)이라 한다. 망치뼈 안쪽에 있는, 청소골의 일부인 모루뼈와 등자뼈를 볼 수 있다. 등자뼈는 내이의 입구에 붙어 있다. 이 부위를 통해서 고막의 진동이 망치뼈와 모루뼈, 등자뼈에 전해진 다음에 내이에 전달되는 구조를 이룬다.

그러나 사실 고실에 공기가 들어 있으므로 매우 위험할 수 있다. 왜냐하면 공기는 팽창하니까 기압에 따라 고실의 부피가 변화할 수 있기 때문이다. 예컨대 고층 빌딩에서 엘리베이터를 타고 올라갈 때처럼 바깥 기압이 변화하면, 고막 안팎의 균형이 바뀌며 귀가 멍해진다. 그럴 때 기압을 조정해야 하는데, 그 기능을 담당하는 부위가 바로 이관(耳管, 귀관, 유스타키오관)이다. 이관은 인두까지 이어져 있다. 평소에는 닫혀 있지만, 귀가 멍해질 때 침을 꿀꺽 삼키면 일시적으로 열리며 기압의 균형을 조절해준다.

고실 내부가 기압의 변화에도 안전할 수 있도록 아예 물로 채워 공기가 들어올 공간을 차단해버리면 좋을 것 같지만, 이는 절대 좋은 방법은 아니다. 세 개의 청소골과 공기로 채워진 공간으로 이루어진 고실 덕분에 소리를 잘 들을 수 있기 때문이다.

소리는 곧 공기의 진동이다. 그 진동을 내이에서는 액체에 잠겨 있는 털세포가 감지하여 소리를 들을 수 있다. 그러나 공기의 진동은 액체 속으로 거의 전달되지 않는다. 공기는 매우 가볍고 밀도가 낮아서 아무리 격하게 움직여도 에너지가 작아 분자를 움직이지 못하기 때문이다. 따라서 공기의 음파는 대부분 수면에서 반사되어 액체 속으로 들어가지 못할 때가 많다.

그래서 밀도가 낮은 공기의 진동을 물의 진동으로 바꾸고자 우선 고막의 넓은 면적으로 받아들인 소리를 등자뼈 바닥의 좁은 면적에 전달하면서 에너지를 집중하게 한다. 고막과 등자뼈 바닥의 면적 비율은 17:1이므로, 고막에 가해지는 압력은 17배로 커진다. 또 망치뼈, 모루뼈, 등자뼈 등 세 뼈를 거치는 사이에 지렛대의 원리로 진폭이 작아져 에너지가 아래에 집중하면서 더 큰 힘을 발휘한다. 이런 구조 덕분에 공기에서 액체로 음파 에너지의 60퍼센트를 전달할 수 있다.

막미로의 액체 종류

중이까지 해부하고 나면 이제 내이를 해부해야 하는데, 이 부위도 뼛속에 복잡한 관이 있다. 그 복잡한 형태 탓에 미로라고 불린다. 그 관 안에는 그 관과 완전히 똑같이 생긴 막 주머니가 들어 있다. 그 뼈에 있는 터널 같은 관을 골미로라고 하며, 그 안에 들어 있는 막 주머니를 막미로라고 한다.

막미로의 안팎에 들어 있는 액체는 성분이 서로 다르다. 막 바깥쪽에 있는 외림프(perilymph, 바깥림프)는 혈액처럼 나트륨이 많이 함유된 액체다. 그리고 막 속에 있는 내림프(endolymph, 속림프)는 세포 내부처럼 칼륨이 많이 함유된 액체다. 이 성분의 차이가 귀의 감각에서 매우 중요한 임무를 담당한다.

내이에서 청각과 평형 감각을 담당하는 감각세포는 모두 막미로에 있으며, 그 감각세포는 막 안쪽의 칼륨 농도가 높은 내림프의 액체에 잠겨 있다. 감각세포는 꼭대기에 털이 난 세포로 이털이 기울어지면 내림프의 칼륨이 세포 속으로 유입되어 흥분한다. 이는 내이의 감각세포에 공통된 감각 수용 구조다. 정확한 이유는 알려지지 않았지만, 나트륨 속에서는 반응하지 않는다.

골미로는 다음과 같이 세 부분으로 나눌 수 있다. 전방에는 달팽이관이 있으며 한가운데는 안뜰기관, 후방에는 반고리관이 있다. 전방에 있는 달팽이관은 똬리를 틀고 있는 달팽이 형태처럼 보여서 달팽이관이라고 불리며, 이 부위로 소리를 감지한다. 후방에 있는 반고리관은 회전운동의 가속도를 감지하고, 한가운데에 있는 안뜰기관은 직선운동의 가속도를 감지한다. 그러나 이부위는 직접 해부하더라도 동굴처럼 뚫린 공간이라서 인식하기가 쉽지 않다.

막미로 바로 바깥쪽 벽은 치밀뼈(緻密骨, 골수공간이 없는 단단한 뼈)이므로 단단하며, 더 바깥쪽은 해면뼈(海綿骨, 갯솜뼈, 흐물흐물하고 구멍이 많이 뚫린 뼈)이어서 구멍이 많이 뚫려 있다. 따라서 이

론상으로는 해면뼈부터 끌로 깎아내면 단단한 뼈 부위가 골미로의 바깥쪽 면을 만드는 껍데기 같은 부위에 닿아야 한다. 그러나 실제로는 대부분 이렇게 될 때가 드물다.

학생들이 직접 끌로 깎아내면 '골미로의 단면을 제대로 확인할 수 있는' 양호한 상태의 내부는 좀처럼 관찰하기 힘들다. 심할 때는 외이를 해부할 때부터 중이나 내이까지 잘못 건드려서 아예 확인하지 못하기도 한다. 그렇게 되면 학생들에게 "자네들은 오늘 해부가 끝났구먼. 볼 수 있는 부위가 사라져버렸거든."이라고 말을 건네고는 한다. 단 망치뼈나 모루뼈 등은 꺼내서 확인할 수 있다.

개중에는 점점 뼈를 깎아내는 사이에 자기도 모르게 다른 뼈덩어리를 함께 깎아낸 줄도 모르고 '이 속에 청소골이 있어야 하는데…'라고 생각하면서 해부하는 학생도 분명 있을 것이다. 이렇듯 학생들은 해부하다가 실수하면서 인체 구조뿐만 아니라 인체 조직의 단단함과 부드러움, 얇음과 두꺼움 등을 직접 느끼며 해당 부위를 다루는 방법을 익혀나간다.

맺음말

인체 지도를 탐험해본 소감이 어떠한가? 어려운 단어가 나올 때도 있었겠지만, 단어의 의미를 잘 살펴보면 이해하기 어렵지는 않았으리라 생각한다. 왜냐하면 해부 용어는 인체의 각 부위의 기능과 구실을 명확히 표현해서 친숙하게 받아들일 수 있도록 만든 단어이기 때문이다.

또 눈이나 신장이 지방에 둘러싸여 있다는 점, 지면을 강하게 차려면 뒤꿈치가 튀어나와야 한다는 점 등 인체 구조에는 저마다 그렇게 생긴 이유가 있고, 무엇 하나 쓸모없는 부위가 없다는 사실을 알 수 있었을 것이다. 책을 읽으며 인체가 생각보다 복잡하고 정교한 구조를 갖추었다는 사실을 알게 되었을 때 인체의 신비에 감탄했을 것이다. 그리고 해부학을 통해, 인체를 탐구하려는 마음을 통해 생명의 소중함을 직접 느끼고, 본인이나 타인의 몸이 무엇과도 바꿀 수 없는 소중한 존재라는 점을 다시 확인하는 기회가 됐으리라 생각한다.

예전에는 해부라고 하면 그저 인체를 훼손하는 잔혹한 행위라며 좋지 않게 생각하는 인식이 강했었다. 그러나 요즘은 많은 사람이 인체에 관심을 두게 됐을 뿐만 아니라 해부의 의미도 이해하게 되었다. 덕분에 의학 발전을 위해서 시신을 기증하는 사람도 많이 늘어났다. 해부학이 존재할 수 있는 이유는 모두 이런 분들의 선의 덕분이다. 해부학을 연구하는 사람들도 이 사실을 명심하고, 생명을 소중히 다루며, 시신과 진지하게 마주했으므로 오늘날 해부학 교실이 성역이 될 수 있었다고 생각한다.

이 책의 제목에 '재밌어서 밤새 읽는'이라는 말이 붙어 있기는 하지만, 이는 해부학의 학문적 재미를 의미할 뿐 인체 해부 자체는 매우 엄숙한 행위다. 인체는 신비한 수수께끼가 흘러 넘쳐난다. 그 수수께끼를 풀기 위해 이전 학자들이 그랬던 것처럼 우리도 끊임없이 탐구해나가야 할 것이다. 여러분도 이 책을 계기로 자기 몸과 마주하게 될 수 있기를 바란다.

2017년 3월
사카이 다츠오

참고 문헌

사카이 다츠오 저,《인체 해부 실습 중단; 의학부에서 본 인체의 수수께끼와 생명의 소중함人体解剖の実習中継: 医学部で見た体の不思議と命の尊さ》, 기술평론사

사카이 다츠오 저,《해부 실습 컬러 교재解剖実習カラーテキスト》, 의학서원

사카이 다츠오 저,《인체의 자연지からだの自然誌》, 도쿄대학출판회

사카이 다츠오 저,《그림 해설; 인체 이미지 변모, 서양과 일본, 고대 그리스부터 현대까지図説; 人体イメージの変遷, 西洋と日本古代ギリシャから現代まで》, 이와나미서점

사카이 다츠오 저,《의료직에서 일하고 싶은 사람을 위한 해부학 첫걸음医療職をめざす人の解剖学はじめの一歩》, 일본의사신보사

사카이 다츠오 저,《시신 기증을 받는 현장에서 어떤 일이 이루어지는가体遺体を捧げる現場で何が行われているのか》, 기술평론사

재밌어서 밤새 읽는 해부학 이야기

초판 1쇄 발행 | 2019년 5월 20일
초판 10쇄 발행 | 2024년 11월 22일

지은이 | 사카이 다츠오
옮긴이 | 전지혜
감수 | 바경한

발행인 | 김기중
주간 | 신선영
편집 | 민성원, 백수연
마케팅 | 김보미
경영지원 | 홍운선

펴낸곳 | 도서출판 더숲
주소 | 서울특별시 마포구 동교로 150, 7층 (우)04030
전화 | 02-3141-8301~2
팩스 | 02-3141-8303
이메일 | info@theforestbook.co.kr
페이스북 | @forestbookwithu
인스타그램 | @theforest_book
출판신고 2009년 3월 30일 제2009-000062호

ISBN | 979-11-86900-86-4 03510